尽善尽美　弗求弗迪

创意叙事与心灵疗愈

吴熙珺◎著

电子工业出版社
Publishing House of Electronics Industry
北京·BEIJING

未经许可，不得以任何方式复制或抄袭本书之部分或全部内容。
版权所有，侵权必究。

图书在版编目（CIP）数据

创意叙事与心灵疗愈／吴熙珺著．—北京：电子工业出版社，2023.3
ISBN 978-7-121-45025-9

Ⅰ.①创… Ⅱ.①吴… Ⅲ.①精神疗法–通俗读物 Ⅳ.① R749.055-49

中国国家版本馆 CIP 数据核字（2023）第 020957 号

责任编辑：黄益聪
印　　刷：固安县铭成印刷有限公司
装　　订：固安县铭成印刷有限公司
出版发行：电子工业出版社
　　　　　北京市海淀区万寿路 173 信箱　　邮编：100036
开　　本：880×1230　1/32　印张：7.75　字数：188 千字
版　　次：2023 年 3 月第 1 版
印　　次：2025 年 7 月第 5 次印刷
定　　价：59.00 元

凡所购买电子工业出版社图书有缺损问题，请向购买书店调换。若书店售缺，请与本社发行部联系，联系及邮购电话：（010）88254888，88258888。

质量投诉请发邮件至 zlts@phei.com.cn，盗版侵权举报请发邮件至 dbqq@phei.com.cn。

本书咨询联系方式：（010）57565890，meidipub@phei.com.cn。

◀ 致 谢

能够把我多年来在叙事对话实践工作中的心得编辑成书，我要感谢许多人。这是一本通过对专业课程资料细心整理、编辑而来的精华之作，在此对所有参加网课的学员与工作团队致以深深的谢意，正是因为大家真诚的分享与专一的投入，这本书的内容才能如此精彩。

首先我要感谢"创意叙事成长营"的逐字稿团队，在杨渝川老师的带领之下，大家不辞辛劳地把我的网课录音逐一转成逐字稿。这不只是简单的逐字稿，而是用心整理而得的、条理清晰的细致文稿。整理逐字稿是项烦琐且工作量巨大的工程，团队成员付出了许多的心力与时间，特别谢谢此次逐字稿团队的成员：

　　杨渝川　张敬伟　邹慧芩
　　陈红云　陈茜茜　程艳平
　　黄利林　李金艳　刘海鹰
　　刘　康　刘　璐　徐　芊
　　仲黎梅　周瑶瑶　祝莹洁

其次，谢谢黄惠琼和林雪萍在把逐字稿提炼成文稿的过程中，对编辑工作需要关注的细节给予了极大的协助。将口语逐字稿编辑成适合阅读的书面语言和逻辑结构，则是另一个需要费心的过程，感谢徐颢榕和林慧容肩负起这个关键任务，让文稿有了更清晰的转化。

在以上的团队工作基础上，我再度改写了一遍，对网课中的内容又做了进一步的阐释与修正，希望本书能呈现给读者最有帮助的部分。

关于本书后期的文字编辑工作，我要感谢廖晏婕及陈佩宜提供的许多极有帮助的反馈与建议，也特别感谢徐爽对简体版文字修订工作的积极参与。

最后，我还要感谢所有参加"创意叙事成长营"的学员与助教，以及长期合作的上海 Meaning Creators 团队，你们所有有形无形的支持，都是促成本书完成的极大助力。

◀ 自 序

让叙事流入生活,发现美好的自己

我在 1991 年第一次接触到叙事治疗,那时我正在美国艾奥瓦州立大学(Iowa State University)攻读家庭与婚姻治疗博士。"叙事治疗"由社会工作者与家庭治疗师麦克·怀特(Michael White,1948—2008)主导,于 20 世纪 80 年代在澳大利亚叙事治疗中心(Dulwich Center)发展而来,初期对澳洲原住民创伤等议题展现了有效的疗愈效果。其内涵新颖的哲学观念、强烈的社会正义感、后现代的开放理念,以及对故事和语言引导力量的细致掌握,迅速颠覆了许多当代家庭治疗和心理治疗的传统,解构了主流论述(dominant discourse)对许多临床上所谓的问题症状的定义、诠释和塑造,进而逐渐翻转过度"专家化"与"病理化"的现象。

当时年轻的我与博士班的同学们及教授们,对叙事治疗的思维和操作都感到震撼。参加了麦克·怀特的工作坊之后,我回到学校研究所设立的伴侣与家庭临床中心(Couple and Family Clinic)实习时,即刻开始尝试把这些最新的思维带入单面镜[①]现场督导的教

[①] 单面镜,是家庭治疗的一个设置。家庭治疗师在咨询空间访问家庭,而观察员和督导待在隔壁的空间,两个空间隔着一面玻璃,当观察员和督导将所处空间的灯光关掉后,可以看见玻璃另一端的家庭治疗对话,我们称此玻璃为"单面镜"。单面镜现场督导,一般是单向的观察,学生能通过此设置观察学习家庭治疗,另一边的家庭治疗师,能被镜后的督导现场即时督导。

学与实践中。我们努力想运用叙事治疗的技巧和思维来帮助家庭成员走出他们的困境，重新检视他们所重视的信念和价值，从而更有信心地面对生活。特别是期待来访者在经过叙事治疗之后，可以不用长期依赖传统的医疗（例如吃药）。

我在美国参与了许多叙事治疗的培训课程，不论是来自澳洲的麦克·怀特、原籍加拿大后定居新西兰的大卫·艾普斯顿（David Epston），还是其他早期跟随这两位老师学习而成为叙事治疗培训者的老师们，主要的培训方向皆以咨询空间的叙事治疗为主，偶尔也有以社区发展为背景的叙事治疗应用。从1998年起，我借着每年定期回我国台湾探亲的机会，开始用汉语母语和大家分享叙事治疗。早期参与我在台工作坊的学员多数是心理咨询相关的从业人员，在工作坊的对话空间里，大家以叙事治疗的思维分享了许多自己的生命故事，不再只局限于专业咨询师的培训学习。一般在国外的叙事治疗专业的培训里，参与培训的学员主要都是讨论个案及探讨对话技术，极少会谈到自己的生活，当然这种专业和私生活分离的现象有其社会文化习惯的因素。能听到这些本土的、通过叙事对话提炼出来的生活故事，当时仍移居在国外工作的我和许多现场学员都被激荡和感动到，那时我才意识到叙事的精神与理念在缓缓地融入大家的生活里。

2005年夏天，由于我先生在物理研究所的工作调动，我们回台定居。虽然初期还保持着部分哈佛大学附属剑桥医院伴侣与家庭临床中心咨询师网络督导的工作，也有几所附近的大学邀请任教或兼课，但我最后还是决定做独立培训督导，并推动支持社区需要的叙事与后现代心理治疗教学和顾问工作。我在台湾地区举办了好几期为期一年的家庭治疗与叙事治疗工作坊，当时许多有兴趣的心理咨询从业者都报名参加，甚至有些人几期都连续参加了。大家通过叙事与后现代的角度看自己、看人际关系、看生活，许多学员的生活开始有了转变，当然也同时讨论了许多专业咨询案例，让我能据以教学示范与督导。从2006年11月开始，我有机会到北京讲课，讲的是叙事治疗，在当时的授课对话空间中也同样听到了许许多多精彩的生命故事，很多学员在课堂里开始对自己与他人有了新的认识，也开始对自己的生活有了更多的反思。大家互相分享了内心的渴望与久未看见的故事。从2006年到2020年这十多年的时间里，我在北京、上海、成都、深圳等二十多个城市举办过工作坊，每一场都有无限的生命故事流动，我也在每场工作坊中去聆听、靠近、好奇与对话。这些故事让我感受到我们社会文化的传承，是截然不同于我过去参加的国外叙事工作坊所体验到的，加上多年来到各地与学员互动的积累和调整，不断塑造着我在叙事治疗教与学方面的改进与变化，提醒我应该放下根植于西方社会文化和视角的叙事治疗，直接通过汉语母语文化语境靠近我们的文化，发展出"我们的叙事"。

虽然我在国外接受了完整的叙事治疗专业培训，但在自己的汉语母语文化环境下，更想先去靠近和了解问题故事背后的个人和他们重要的关系，而非只停留在心理咨询专业性视角中。期待陪伴人们好好看待生活、转变生活心态，再将自我成长的养分流淌到叙事专业技术之中。这种全面的关照，更持久而深入，不同于传统专业训练场域里以知识和技术为主的专家式解剖与处方设计，希望在我的陪伴下，大家能体会到"叙事"和我们的文化生活交融下的创意与贴近，而非只是遵循叙事治疗教科书般的操作。我更希望创意性的和在地性的叙事能融入我们的生活中，而不仅仅只局限在咨询的空间中；希望通过诠释故事与提高对话质量，支持大家能不断创造出个人想要的生活和工作。

对于多年来努力调整推动的叙事生活化、在地化、去专家化、去病理化的发展，我谨以"创意叙事"命名之。2020年由于新冠疫情的影响，我在一手创立的网络平台"亚洲创意对话中心（Asian Center for Creative Dialogue，ACCD）"上举办了为期一年的"创意叙事成长营"，此课程着重于叙事理念的学习实践与团体支持，重点放在亲身实践带来的真实体悟，进而通过自身感动来影响身边的人，避免沦为"只能说不会做"的知识传播，以期造就出真正具备同理心与行动力的助人工作者。我创立ACCD的初衷，就是促使学习者不仅能够达到自我蜕变的目的，还能够通过关系的创意发展，给自己、伴侣、孩子、家庭及工作社群等，带来逐渐的影响与改变。

经过多年的耕耘与推动，我特别高兴地发现越来越多的学员，发展出了结合其原有专长与叙事理念的领域，出现了包括医护叙事、亲子叙事、教育叙事、员工关怀叙事等众多方面的创意发展，这种开放的多元创意整合，正符合我推动"创意叙事"的本意。为了让更多有意参与叙事学习但囿于时间限制的读者，理解什么是创意叙事，了解创意叙事能带来什么样的改变，我决定将"创意叙事成长营"的教学内容编辑成书，虽然这些编辑过的文字很难充分还原出现场的感动，但经过提炼后的概述，足够初阶理解与参考之用。不过想要掌握扎实的助人理念与实务方法，还是需要通过参与成长营小组演练等实践、接受定期的现场示范督导，以及坚持不断的修炼才行。盼望大家也能够据以发挥，创造出各自独特的创意对话，与我一同拓展这条自助助人的道路。

吴熙琄

目 录

Part I 导　论 - 001

写在"走入叙事"之前 - 002

如何走入叙事 - 004

走入叙事思维中 - 007

叙事聆听的两个概念 - 015

叙事的四个哲学观 - 018

叙事哲学观带来五个层面的改变 - 022

叙事的四个根本精神 - 026

叙事对熟悉论述的反思 - 030

Part II 创意叙事的理论与实践 - 033

1. 故事——叙事的基本单位 - 034

品味故事 - 034

当故事从冻结到融化 - 037

故事有尽头吗 - 039

反思故事 - 043

故事的多元版本 - 047

   故事的定锚 - 050

   故事对自我认同的影响力 - 052

2. **解构——尊重多元文化的过程 - 056**

   解构对话的元素 - 056

   解构的重要性 - 061

   多元文化的解构 - 063

   解构的程序 - 067

3. **外化——人和问题间可以有距离 - 070**

   为什么要外化 - 070

   外化的影响力 - 072

   什么可以外化 - 074

   外化拟人化 - 079

   对立和多元的外化对话 - 083

4. **特殊意义经验——找到故事中的宝藏 - 085**

   找到藏在故事中的宝藏 - 085

   特殊意义体验的三个核心理念 - 088

   矛盾取向特殊意义体验 - 091

5. **搭脚手架——从无到有的过程 - 095**

   认识"搭脚手架" - 095

   如何搭建"生命的房子" - 096

6. 想象力——成为对话的艺术家 - 103

　　想象力的四个要点 - 103

7. 见证——愿意被故事启发 - 105

　　什么是叙事见证 - 105

　　见证问话四部曲 - 108

　　创意的见证者 - 111

　　创意的见证形式 - 113

　　以见证促进关系 - 115

　　见证的仪式 - 118

8. 跨越时空对话——自己有取之不竭的资源 - 120

　　跨越时空的故事与对话 - 120

　　在行动蓝图与自我认同蓝图之间穿梭 - 126

　　对话后建立可行"方案" - 129

9. 生活俱乐部——发现关系的资源 - 132

　　叙事俱乐部的概念 - 132

10. 命名——再次丰富故事 - 138

　　以命名丰富故事 - 138

11. 迁移——丰富支线故事来解决问题 - 142

　　用迁移对话松动僵化的问题故事 - 142

　　迁移对话带来自我认同的转化 - 144

12. 故事的伦理观——观众的位置与责任 - 151

　　宽广的故事观 - 151

Part III　创意叙事融于生活运用 – 155

1. **家庭生命周期的家庭关系 – 156**
   家庭生命周期 – 156
   家庭关系工程的机动蓝图 – 159
   把家庭的故事找回来 – 163

2. **家庭生命周期的伴侣关系 – 168**
   伴侣关系的愿景 – 168
   伴侣互相的认可 – 175
   安抚伴侣的旧伤与痛处 – 179

3. **家庭生命周期的亲子关系 – 182**
   健康的亲子关系基于被理解的父母 – 182
   变动家庭中的亲子关系 – 188

4. **家庭生命周期的老人关系 – 194**
   松绑对老年的定论 – 194
   老人与成年子女的关系 – 205

5. **Say Hullo Again – 208**
   重拾失落的生命故事 – 208
   对逝去的人 Say Hullo Again – 212

6. **创伤与危机干预 – 218**
   从叙事看创伤 – 218
   处理危机造成的创伤 – 225

7. **自我观照 – 229**
   助人者的自我观照 – 229

Part I
导 论

> 我们学习叙事，不是要用心理学的知识来分析和批判自己及周围的人，从而与之疏离、疏远，学习叙事更重要的是通过这些理念来改变自己与周围人的关系。

写在"走入叙事"之前

教叙事这么多年，我一直在思考，身为老师的我，最想教给大家的是什么？

有些学员曾跟我提过：不断地学习，但生活好像并没有什么改变，心理学越学越多，怎么跟家人的距离却越来越遥远，总觉得他们什么都不懂，他们的想法都这么顽固。

其实，我们学习叙事，不是要用心理学的知识来分析和批判自己及周围的人，从而与之疏离、疏远，学习叙事更重要的是通过这些理念来改变自己与周围人的关系。

因此我最想做的事情，是将叙事的宝贵理念，融入各位的生活里。

所以我想请各位不要只是把叙事当知识来用，而要找机会看看如何将这些理念代入到你的生活中，应用到你与自己、伴侣、孩子、长辈、朋友、同事等的关系当中，观察其带来的反思与效益。

我的心理咨询注重生命的陪伴，而不仅止于咨询技术的教导。所以我的教学一方面是陪伴各位看看：你想要成为怎样的自己？怎样的丈夫（爸爸、公公）？怎样的妻子（妈妈、婆婆）？怎样的女儿、儿子、孙子？或者成为一位怎样的同事、朋友？我希望可以陪伴大家成为你们希望成为的样子。另一方面是帮助大家通过自己的体会与感悟，学会如何更好地帮助别人。我们都活在关系里，光顾好自己是不够的，当身边的人也能过得好，我们的生活才会更圆满。

咨询的学习必须谦虚有恒，面对大量的心理学知识与各咨询学派技术，一招半式就"闯江湖"其实违背了专业伦理。另一方面，只依照大量阅读书籍而来的操作，但缺乏定期有督导的咨询实践来增进实力，在专业上的进步仍然会受到很多限制。

我一直觉得学习叙事就像练太极拳，练太极拳是一个缓缓体会的过程，也是个可以陪伴一生的养生之道。当气可以流淌于全身的时候，不仅对自身的健康有益，更有助于形成一种长期有效的助人理念。学习叙事是个必须持续沉浸的过程，一定要放进我们的生活里时时反思参照，来鼓励自己，帮助他人。用更质朴的话来说，就是自助助人！

故事的启动是至关重要的,带来可能性的故事,会让人愿意向前;带来贬抑感的故事,会让人一直往后退。

当我们知道故事的启动会带来威力或损力的时候,我们对故事的启动就会更用心,更有我们的坚持。

如何走入叙事

多年前我在波士顿督导一位家庭咨询治疗师,她有一个来自萨尔瓦多的单亲母亲的案子,来访者不太会讲英文,但这位治疗师会说西班牙文,她得知这位母亲有严重的忧郁症,而且语言不通,又有两个小孩,生活状况不是很好。对于这个现状,治疗师感到无奈,问我:"到底可以怎么帮助这位母亲呢?"

我引导这位治疗师思考:如果我们从主流的视角来看,她可能是个失败的母亲;但是如果我们从移民的角度来看,那就不一样了。我们可以问她:为何她愿意离乡背井、从萨尔瓦多那么远的地方来到美国?她在萨尔瓦多需要做怎样的努力才能来美国?当初来时的梦想是什么?那个梦想如何支撑着她带两个孩子来到波士顿?她故乡的人对她最羡慕或尊重的是什么?他们最看重她什么?当她回萨尔瓦多探望家人的时候,她最想带回去的是什么?这位治疗师恍然大悟:"原来我一直只注意她的问题,都没有发现她是多么的勇敢!"

后来她面谈的时候,跟那位母亲说:"我今天想跟你聊些之前我们没聊过的话题,讲讲你是怎么来到美国的吧!"

那位母亲眼神从来没有这么亮过,她开始述说自己如何勇敢地来到美国、做了怎样的准备、怎样获得支撑和力量、为何愿意冒险背井离乡……那位母亲最后还说她愿意把这段移民的奋斗故事写下来,分享给其他有着相似经历的人们。

治疗师非常惊讶,她发现如果一直用无力的视角看这位母亲,她与这位母亲就永远都觉得无力。现在打开了另外一个可能,用不同的思路看这样一个移民故事,重新发掘出来访者的故事里,所有隐藏的意义和价值。

每个人都有各式各样的生命经历,也就是"原生态的故事",有时候还没想好或还没有机会整理,这些经历会很自然地流动在生活里。我们听到这种"原生态故事"时候,可以试着尊重地聆听、开放地理解。

然而,在我们聆听之后、开口之前,需要思考:接下来的对话,我们到底要启动怎样的故事?所启动的对话,可能流向两种方向,第一个是带来"可能性的故事",第二个是带来"贬抑感的故事"。

故事的影响力之大可能远超常人想象,当我们看见启动故事会带来可能性怎样的发展,或者会带来贬抑感怎样的损害时,我们就必须审慎地思考怎么说话来带动故事不同的流向。

我们是让故事引出未来的可能性,还是让故事拽着人往下坠落?以前文提到这位萨尔瓦多单亲母亲的故事为例,我们可以思考:

- 我们要如何珍惜他人故事的分享?
- 我们要如何看到痛苦背后真正想要表达的东西?
- 我们可以如何看出痛苦中的不易?
- 我们可以如何看到痛苦中隐含的力量?

- 我们可以如何找出痛苦背后的努力？
- 我们可以如何看到痛苦背后的盼望？

以上这些思考点，无论是对自己还是他人的故事都适用，要引导出"带有可能性"的故事，也就是带着盼望的故事、有资源的故事，同时还要看到让人在痛苦中仍然支撑下来的力量，从中启动带有可能性的故事。

另外一种常被采用的故事启动方式，就是引导出"带来贬抑感"的故事。当我们看到痛苦的时候，想到的通常是：这人就是能力不足、一事无成，被痛苦搞成这样，好可怜；或是觉得痛苦只会增加别人的负担，在痛苦中的人只会深陷其中而无法自拔；或认为当事人因为痛苦而没有了指望。如果用这样的思维来看待故事，当然会贬抑人的力量。

学了叙事之后，看待故事的思维习惯就会改变。当我们知道故事的启动会带来助力或损力的时候，我们对故事的启动会更用心，更有我们的坚持。

同样一个故事，学了叙事，就会有不同的视角，就会有不一样的眼光。不管人们遇到怎样的挑战，在叙事的思维里面，我们总会看见人们痛苦挣扎的背后，尚未被看见的角度与力量，更不断邀请人们检视自己过去尚未被看见的故事，或是被遗忘或忽略的细节。

如果要用简单几句话来概括叙事的核心精神到底是什么，我想那就是，我们总会看到人们看不见的故事。叙事会带给人们不一样的理解，它特别能够"挖宝"。我希望可以陪伴各位，把叙事这种有力量、有生命力的理念带入生活，你必然会发现其所带来的生命变化。

在过往的工作历程中，我深刻感受到，如果我愿意从个案当事人身上学习，愿意相信他们有宝贵之处，我就会看到；反之，如果我不相信，我就看不到。

走入叙事思维中

叙事的思维与一般的心理治疗学派究竟有什么不同？我们又如何让原本看似无力的人、事、物，开始生出属于自己的力量来，并且能够从中找到无限的资源，看到之前没有发现的价值和意义？

我在波士顿剑桥医院工作的时候，有次接到一个新个案，因为之前的心理咨询师离职了，所以转介给了我。当医院工作人员把她的档案给我时，我吓了一跳，那个病历档案好厚，至少有半米高！

这位案主曾经来医院就诊多年，我发现档案里记录了各式各样的问题：包括创伤、焦虑、抑郁，也有长期疲劳倦怠，加上对自己的生活没有统筹计划等——全部都是她的毛病，罗列详尽。印象深刻的是案主已经被多位心理师诊断为"高度失能（highly dysfunctional）"而无力改变。

我在想，接下来我要怎样开始咨询工作才好，是要带着这些病历记录开始呢，还是选择归零，让案主像第一次见面的朋友一样带领我，去理解她想要让我理解的故事？

我选择了归零。咨询初期的确不容易，她的思维很跳跃，很难根据一个主题深谈，但是我试着让她慢慢带领我去理解，也慢慢地了解到,她的生活到底发生了什么事,然后我再逐渐陪她找出她生活与关系中的资源。在这几年的咨询过程当中,她开始从否定自己到认可自己,同时也对自己从一个极度缺乏自信的状态,过渡到能够逐步相信自己的状态。她发现自己的生活慢慢从混乱走向能执行规划的稳定。

后来我离开医院时,又必须将此个案转介给另一位咨询师,转介之后我也征求了案主的同意,答应我一年后做一个后续的跟进访谈(follow-up interview)。一年后经由她新的咨询师安排,我再次见到了这位案主。她向我提到,在我之前的多位咨询师都觉得她的众多问题是无法改变的,而且她自己也没有改变的信心,她提到我最大的不同在于我对她可能的改变抱有信心。自从我们结案之后她有了许多的改变,她说特别感谢我在多年的陪伴中,让她逐步找回自我,并且相信自己,那是让我觉得特别感动的时刻。

在过往的工作历程中,我深刻感受到,如果我愿意从个案当事人身上学习,愿意相信他们有宝贵之处,我就会看到;反之,如果我不相信,我就看不到。

我认为,是叙事的哲学观打开了我的视野,让我可以看到更多的宝藏。

两种文化思维的三个角度

生活中,我们常会不断思考要怎样帮助自己,同时也能惠及周围的人,让生活可以变得更好。我们也常会探索人们对特定的事物究竟是怎么看待的,哪些思路可以在生活中带来希望。

在助人与自助的过程里,有"处理根源"和"寻求转化"两种带来不同思路的文化思维。以下先简介两种文化思维的核心。

(1)"处理根源"文化思维:这个思路的核心是追究过去,找出问题发生的起始点,剖析过去,了解过去。

(2)"寻求转化"文化思维:这个思路的核心是开创未来,不管过去发生了什么情况,都会朝着未来去探索、去创造。

而叙事的实践,主要朝向"寻求转化"的思维发展。

以下我分三个角度来说明这两种文化思维的差异(见图1)。

文化一与文化二的比较	
文化一:处理根源	文化二:寻求转化
助人自助的立场	
• 专家帮助 • 纠正 • 评估并处理症状	• 求助者与助人者合作 • 寻找知识/能力 • 找出问题的"例外"
助人自助的导向	
• 定义症状 • 发掘问题根本的原因 • 找出症结来证明问题 • 观察并疏导压抑或阻抗的情绪	• 寻找希望 • 看见坚持 • 辨知韧性 • 搜集资源及寻求社会支持
助人自助的过程	
• 专家指导 • 情绪宣泄 • 挑战抗拒 • 了解过往	• 共同合作 • 明确期待 • 推动发展 • 探寻生活意义

图 1

角度一,助人自助的立场

"处理根源"的立场:以专家的角度,找出需要纠正的问题。

- 专家：带着"有已知答案"的立场去帮助别人，自己是专家。
- 纠正：用纠正的方式去面对他人。
- 评估并处理症状：试着找出并处理经专业定义过的症状，以及对应症状的案例或证据。

"寻求转化"的立场：以合作的角度，保持好奇但不做任何预设。求助者与助人者合作系统：用合作的方式面对求助者，维持合作的关系。

- 寻找知识/能力：试着发现求助者特有的知识与能力。
- 找出问题的"例外"：对待问题与困难，朝向"发生问题的时候"以及"例外状况"的方向去探索。

角度二，助人自助的导向

"处理根源"的导向：

- 定义症状：发现与标定症状和问题。
- 发掘问题根本的原因：追溯问题的起源，例如，童年经历或是某个特殊事件的发生等，由此找到问题的起因。
- 找出症结来证明问题：找出更多缺点或症状，来强化所定义问题的正确性。
- 观察并疏导压抑或抵抗性的情绪：深入观察并疏导求助者压抑的情绪和对新想法的阻绝。

"寻求转化"的导向：

- 寻找希望：从困境中看见任何黑暗中的光亮。
- 看见坚持：发掘求助者在困境中保有的坚持。
- 辨知韧性：辨认出求助者过去经验中所坚持下来的行为，确定其中最强韧而特殊的特性。
- 搜集资源：有哪些自己与别人都忽略的资源？资源的开发

与认定也是需要去学习的,因为如果我们学到可以发掘隐藏的资源,那么资源就会无限多,如果我们看不见资源,那么资源就"不存在"。资源甚至可以被创造出来。
- 寻求社会支持:去探索求助者有哪些可能的社会支援,除了一般定义的朋友与家人关系,有时候甚至过世的亲人也可以纳入其中。

角度三,助人自助的过程

"处理根源"的过程:
- 专家指导:专家决定应该用哪些办法来解决问题。
- 情绪宣泄:在咨询的过程中容许求助者安全地宣泄情绪。
- 挑战抗拒:检核求助者对专家所提供的想法与建议的接受度,根据其执行或抗拒的程度作为反馈,并后续进行调整。
- 了解过往:对问题的过往做仔细了解。

"寻求转化"的过程:
- 共同合作:助人者与求助者维持合作关系。
- 指认期待:陪同求助者明确期待,以及未来比较渴望发展的方向。
- 推动发展:与求助者一同探索如何推动正向发展。
- 探寻生活意义:陪同求助者去发掘生活中事件发生背后的意义。

在助人的过程里,在"处理根源"思维下一般是由专家来提出建议;在"寻求转化"思维下,求助者才是自己生活的专家。

接下来的章节中,为简洁起见,我们将以"文化一"代表"处理根源"思维,"文化二"代表"寻求转化"思维。

叙事就是"挖宝"的过程

文化一在我们的生活经历与社会历程里,扮演了一个很重要的角色。当我们在生活里遇到困难的时候,最直接的反应就是检讨过去到底发生了什么事情,造就了现在的我们,也就是试图找出直觉或明显的因果关系。很多时候这样的剖析可以迅速地帮助到自己。

从以往我与许多人对话的经验来看,许多情况下只以文化一的思维来处理是不够的。特别是对于经历了许多困难而陷入挫败的人们,单独用文化一的思维处理往往会被卡住,会觉得自己是不行的、是糟糕的。这个时候,文化二的思维就特别有帮助。

如果一个人在过去面对过很多的挑战与挫败,我们可以以文化二的思路,逐步看见这个人是如何一路走到现在的,又是如何在艰辛中不断坚持着前进的,他最了不起的地方是什么,他最不容易的地方是什么,他如何感谢一路艰辛走到现在的自己。

在文化二的思路里,人会感到温暖。

我从大量的咨询访谈经验中得知,当人们谈到自己过去痛苦的故事时,确实是很艰辛的,但是当我好奇他们是如何走到现在的,背后支撑着他们的力量是什么,生活里还有哪些重要的资源时,我们就一起开始从痛苦转向希望。

通过文化二引导的对话,我自己也发现无论是眼前的人,还是背后的复杂故事与人际关系等,慢慢地都温暖起来了。曾经有求助者向我反馈:"老师,我以前总觉得自己一事无成,觉得我好糟糕啊,命好苦,我怎么会遇到这么多的麻烦事。可是当老师提出这些问话的时候,我突然觉得,我也是一个努力的人,也是一个不简单的人啊!再加上老师还让我去谢谢一路艰辛走到现在的自己,我眼泪都要掉下来了。过去的我总是嫌弃自己,这也做不好那也做不好,但是与老师对话之后,我开始觉得不必再嫌弃自己了,而且觉得自己还挺努力、挺勇敢的。"

我觉得这种"寻求转化"思维的对话特别好,会让人们从无力的感觉当中重新生出力量。因为这样的反馈常常出现在我与人们的对话中,让我不断感受到文化二的思维带来深刻有效的转化力量。

叙事陪我们找到力量

长大之后,渐渐体会到生活的不易。童年时期感觉还不强烈,但是从青壮年到老年,一路走来,大部分的人都会感觉到不同阶段的生活都充满了困难与挑战。

当生命的困难与挑战逐渐超出了我们在那个阶段所能承受的范围时,我们就会开始陷入无力的状态。但是,生命其实充满了韧性和许多深藏其中被遗忘的力量。例如,过往经历里一个未曾放弃的故事,早已证实了一种隐藏的力量,但多数人极容易在无力的情绪中忘记了这种力量。叙事的精神就是与求助者一同,寻回这些原本就有的力量。

求助者一开始总是希望从助人者处获得新的力量,但叙事所强调的并不是直接给予,而是陪同求助者一同寻找其本来既有的力量,建立坚实的联结,最后带着自信心与强大的力量走出困境。特别是当人们发掘了自己的力量之后,往往会因为这种重新联结带来的共鸣而被自己深深感动。

叙事丰富关系

在华人的文化里,族裔关系与意识特别严谨和浓厚,人们对亲属关系特别愿意付出,但常常忽略了在关系中彼此的努力,把关系的付出视为理所当然。

比如在伴侣关系中,伴侣间虽然难免会有的纠结、摩擦,但是在叙事的思维当中会关注两个人是如何一路坚持走到现在的，两个人是如何在生活与相处的不易中，仍然对家庭付出这么多的关心。伴侣之间很需要看到彼此的辛苦与不易，而不是只看到对方的问题与缺点。两个人能够平和心态、相互体谅，面对彼此间的差异，还能想办法过好日子，陪伴孩子成长、孝敬双方父母等，这些并不是理所当然的。当我们发现，在平日的相处里原来还有这么多过去没有看见的点点滴滴，此时就能重新看到这段关系中存在的力量，这种关系的再认识与维护是非常让人感动的。

再来看亲子关系。在我们的社会语境里，孩子就是我们的宝，是至为重要的存在。我们都希望孩子好好长大、可以过上美好的生活，所以在孩子成长的过程中，父母都希望他们能为了美好的未来而好好学习。但是在这个竞争激烈的时代里，父母与子女都担负着大量的压力。许多父母在学了叙事之后，亲子关系开始改变，因为父母知道如何用叙事的思维同孩子交流，看见孩子的努力，发现孩子在学习的挫败背后隐含的潜力，因而大为改善亲子关系。

我们可以从伴侣与亲子关系的改变，延伸运用到工作中，包括师生关系、医护关系、组织关系等。在所有这些关系都可以通过叙事的思维好好进行检视与实践，从而对其加以维护和再认识。

> **学** 叙事是学解构，解构对话、眼神、思考和心。别人觉得理所当然的，我们却保持好奇，因此能发现很多自己和他人资源与关系的宝藏。

叙事聆听的两个概念

如果想在生活里运用叙事，最先要思考的是如何聆听。在我的经历中，我怎么聆听，进而怎么思考、怎么探寻，会影响我怎么问话，所以聆听变得非常重要。

叙事的聆听可以分两种：一种是解构的聆听，另一种是双重的聆听。

解构的聆听

很多学员听了我和受访者的访谈对话之后，常问："老师为什么这么问？你问话之前，是怎么听的？为什么我们问不出那样的问题？为什么老师可以？"这也让我反思我究竟是怎么通过叙事的思维来聆听的？

我主要运用解构的聆听。有以下几个核心精神：

- 去指责化：指我们愿意先放下自己的匆忙判断、原有成见，而愿意单纯地、好好地聆听。放下指责对方或自己的意图，先纯粹地"听"。
- 好奇与开放：面对这个资讯爆炸与意见多元的世界，保持好奇与开放的态度，绝对是一种必须大量练习的修养。

- 贴近与尊重：这是聆听的根本态度，唯有真正贴近对方生活的实际，且抱有发自内心的尊重，才听得到对方内在的真实声音。

这是一种"不随便评论"的聆听，是一种开放、尊重、好奇和温暖的聆听。如果听到对方问题好多、困难重重，我内心的声音会是："哇！他经历了这么多，真不容易！我来看看他是怎么一路走来的。"这是一种愿意了解对方的聆听，也是一种柔软的聆听。

一个人活在世上，只要周围有人愿意聆听，就是一件美好的事情。当然聆听也是有境界的，要练习到让人觉得："你这么理解我，连我自己都没有想到！"很多人都说这种"被理解"是一件很幸福的事情。

双重的聆听

叙事的第二种聆听为"双重的聆听"，即聆听时随时开放着两个频道：第一个频道听见明显的问题，第二个频道播放生存之道、挣扎的智慧、努力的声音，也就是随时"听见"隐藏的资源。学了叙事之后，我们聆听的能力会提升，会用他人忽视的频道听见别人听不到的声音。

"双重的聆听"另一种含义是，当我们在聆听对方的故事的时候，我们可以同时听到两个层面的内容：听见"无助"和听见"努力"。

听见"无助"，听到的是困难、挑战或是无力感，这样的听见会认为这个人"有很多问题"或"已经无能为力了"。

听见"努力"，听到的是对方在困难中的努力与力量。这样的聆听可以极大地打开对话空间。

具备了双重聆听的思维并开始练习，我们的耳朵会越练越灵敏，从而听到更多复杂故事，我们的对话也会大大打开。总之，在听见"无助"时，听见的是"故事如何影响人"；在听见"努力"时，听见的是"人如何影响故事"。

我在自己多年的叙事浸泡里，发现叙事的聆听可以为人们的对话带来许多的推动与力量。也就是：

- 有叙事聆听的基础，才能带出叙事的问话。
- 有叙事的问话，才可以开展"用故事催生力量"的对话过程。

在叙事里,一个很重要的发展是,我们可以开始思考如何看待专家的知识,以及能否恢复对在地性知识的尊重,让更多生活里酝酿出来的知识,也可以被聆听、被看见。

叙事的四个哲学观

如果让我以最简单的一句话来描述叙事的哲学观,那就是"重拾对大众经验和知识尊重的过程"。以下分成四点来说明。

知识的权力归属

叙事疗法是澳洲的家庭治疗师麦克·怀特,与新西兰的家庭治疗师大卫·艾普斯顿于20世纪80年代发展出来的。麦克·怀特特别受到了法国哲学家福柯(Michel Foucault)的影响。

福柯提到法国过去有一种圆形监狱,监狱管理员位于监狱的中央,监督位于四周的犯人,但犯人是看不见管理员的。犯人由于并不知道管理员何时进行监督,因此必须无时无刻不注意自己的行为,怕因莫名的理由而被管理员处罚。

麦克·怀特受到福柯的启发开始思考:或许很多的大众心理学知识,已经变成了一种"无形的桎梏",当人们通过自我监督发现自己无法符合心理学所描述的正常期望时,就觉得自己是不正常的。

回到我们的日常生活里,当我们帮助周围的人时,是否曾经告诉对方应该怎样做？我们是否带着自己的认知去约束对方，而让对方的想法无法流动，无从发展？

以一个实例来解释这种情况：一位很愿意在生活里促进夫妻关系的妻子思考着："我是否带着'我的期待'来约束我的伴侣？还是我会聆听对方的心愿和思路，然后看到对方想要怎样的生活？"

又例如，一位很爱孩子的父亲或母亲，学习了很多如何做父母的知识。父母是否会不经意地把那些知识当成限制，直接告诉孩子其自我认知中的"最佳解答"，却剥夺了孩子自己探索、思考生活的权力？

人们在生活里面酝酿出来的一切心得与知识，都应该可以被聆听、被看见，这是叙事里很重要的观念，它让人们有机会用属于自己的方式或是思路去协助自己。

分类其实是限制？

在我们生活的领域里，会面临各式各样的规范和分类，例如：
- 什么样的人是比较健康的？
- 什么样的人是比较成功的？
- 什么样的人是比较有潜力的？
- 什么的人是比较有能力的？

在叙事的哲学观里，我们要去检视：是否在进行分类的时候，不小心也挟带了知识的权力，让许多没有办法被合理分类定义的人，被弱化了？

在学校或是家庭生活里，有一些学员可能被分类为比较不认真的孩子。如果离开福柯和叙事的观点，我们可能觉得"本来这个小孩就不认真嘛"。可是有了叙事的思维，我们会开始思考，当我们看到孩子不认真的时候，是否在限制孩子？是否会阻碍他的发展？

是否忽视了"不认真的孩子"背后其实也有未被发现的潜力？

分类是人类生活中很自然和常见的事情。叙事的思维会看到分类可能挟带着限制的权力而对人造成压制。面对现实生活中各式各样的挑战与议题，各位可以想一想，如果我们自己被分类为不被看好的、跟不上时代的、不够有力量的、糟糕的人，是否会觉得自己在社会或家庭中的地位下降、能力弱化？

一旦有了分类，往往就很难避免两极化的现象，也就是一边是比较有希望的，一边是比较糟糕的。

麦克·怀特当年在医院里研究过一些被诊断并贴上过动症标签的小孩子的案例，他认为不应用"过动症"的标签化思维来处理问题，他更想要看到，孩子在过动症背后的潜力以及孩子面对过动行为的意愿和努力，他希望可以突破分类的思维，让孩子自己感到充满了无限潜力，而不是被限制在"过动症的孩子"的标签下呈现各式的问题。

我们是否在复制失败？

故事的影响力非常大。如果我们觉得一个人非常抑郁，已经影响到生活了，我们极易判断对方得了抑郁症，一定过得不好。但叙事的思维会提醒我们，如果我们带着这种认知去与这个人相处，那么就是认同病理上的症状会必然显现，也就是在复制失败的认知。

所以我们在生活里要不断思考，如何看待周遭的人？是否在不经意间带着个人未被检视的认知，影响了他人故事的发展？比如孩子遇到学习困难或情绪不快，大部分的人觉得这些是孩子的不成功，却忽略了孩子背后隐藏的困扰与期望，把孩子当作失败者去对话。在学了叙事之后，我们可以试着不再复述孩子经历中的失败，而看到孩子背后很多有待被看见、被欣赏、被鼓励之处。

记得多年前当我第一次在美国参加麦克·怀特的工作坊时,他问现场的人:"我们人生中是否不断在复制失败?"我当时起了一身鸡皮疙瘩,现场的人也都感到很震撼。如果没有经常检视自己看待周围的人的思维,我们可能不自觉地正在复制人们的失败,并对于失败做出了其实自己也不想要的"贡献"。此后,我一再提醒自己"不要再复制失败!",尤其是在助人的工作中。

尊重在地性与生命的主导权

在日常生活中,我们经常有机会接触到细碎的心理学知识,或是由专家学者根据科学研究告诉我们,人类真正的意识与潜意识到底是如何运作的。而叙事会邀请我们去反思:

- 这些知识是否不经意地弱化/淡化了人们在生活中积累、酝酿出来的经验?
- 到底谁拥有知识的归属权和解释权?难道只有专家学者才可以拥有最权威的知识吗?
- 难道从不同生活脉络里酝酿出来的经验就不是知识吗?

叙事强调生命主导权的归属,在对话当中,生命的主导权不应为拥有专业知识的专家独有,因为每个人都有属于他在地性的脉络与故事,而这正是专家所欠缺的,所以权力必须回归给每位来到我们面前的当事人。

把叙事的哲学观放到我们的心里、放进我们的生活,然后不断地思考、不断地体会,可以带给我们很多的启迪,协助我们做好支援工作,让世界更美好。

叙事哲学观带来五个层面的改变

多年来浸泡在叙事哲学观里,我常常反复咀嚼,以下同各位分享我多年来所体会到的叙事哲学观所带来的五个层面的改变。

打开视野

还没有接触叙事哲学观的时候,我看到的东西是比较肤浅的,当时的我很容易被外在故事困住。叙事哲学思维似乎让我打开了思路。这种哲学观似乎会开启另外一片天,让我的视野打开,让我的世界打开。

我有一位认识十多年的学员,告诉我他最近的情况非常不好、非常抑郁,连出门都有困难。与他交谈的时候,他说:"老师,我怎么变成这个样子?我自己都被吓一跳。"于是我问他:"在你情况这么不好的时候,怎么会想到找我聊聊?"他回答:"我觉得也许和老师聊过后,我可以找到希望。"然后我说:"哇!你是一个愿意在抑郁、痛苦当中为自己寻找希望的人,不是吗?"接着我们就"希望"这一话题聊了很多,也针对他现在面临的困难谈了一些,看看如何通过不同形式的"希望",来陪伴他往前走。这种对话,通过叙事的思维,很用心地体会,不是着眼于当前的困难议题,而是陪他看见被抑郁所遮蔽的希望,而且这个希望可以持续被丰富与深化。

这个世界越来越复杂多变,我们更需要以一种宽广包容的哲学观来看这个世界、我们的家人,还有我们自己。例如,我们可以用新的视角来看"有问题的孩子"以及"成绩不好的孩子"。视角打开之后,我们再看待他人、家庭、人际及群体关系,就会发现和以前不一样了。

促进反思

把叙事的哲学观放到我们的心里、放进我们的生活,然后不断地思考,不断地体会,可以带给我们很多的启迪,协助我们做好支援工作,更好地融入这个世界。

我们时时都在长大、都在学习,但也为特定时空下的观念与思潮所禁锢。通过叙事的哲学观,我们有机会反思、检视:原来的思维随着时空的变迁是否仍然合时宜?是否仍然可以帮到我们周围的人,以及帮到自己?特别是当过去的思维习惯不断带来负面的重复,或者不合时宜的指责与束缚时,这种反思能够为我们带来脱困的机会。

很多人说信念会创造生活、创造关系,信念会带来影响力。养成反思与核验既有信念的习惯之后,不仅可以摆脱旧有信念的束缚,还能够开拓出新理念,带来有影响力的行动。

增长力量的意图

这么多年来,我曾经与许多人进行过美好的对话,发现对话如果可以陪伴人们找到他们生命中的力量,那么就是其生活开始改变的起点。

不同意图的对话会带来不同程度的影响力与可能性。我们可以如何更好地选择对话意图,去增长人们的力量呢?

根据叙事的哲学观,我们要更慎重地选择对话的启动,如此才能够带给人们更多的力量与希望。这种意图是叙事里面非常重要的特色,以不同的意图与人对话会带来不同的影响力和可能性。

去病理化的实践

现代心理学与精神医学强调病理的诊断与分类,期待症状的控制有一个标准化的程序,如此才能在医疗系统中得以有效控制成本与进行研究。病理的描述与分类有其价值,但是如何在病理的对话中"去病理化",是一个值得我们思考的议题。

在叙事的视角中,我们发现不同的想法会带给人们不可预期的影响。一个专业的标签与诊断,可能决定了对方未来发展的空间。但一句简单的、带来力量的话语,会让对方在病理的定义下生发出"去病理化"的主导力量。

人其实很需要被欣赏、被接纳、被肯定。有一些理念与分类让人觉得被贴了标签、被病理化了。学了叙事之后,我们可以在生活或是在助人的过程中,发展"去病理化"的关系,进行病理中"去病理化"的实践与对话。

从"标签化、病理化",走向"去标签化、去病理化",对人、对家庭,以及对关系的影响都是极为长远的。

尊重多元文化的社会空间

现代社会中,人们因为观念发展与资讯交流,生活观念已经产生了多类型演化,这些复杂的新变化带出了主流文化与亚文化的许多冲突。亚文化群体受到压迫、歧视或排斥的现象时有所闻。这些亚文化群体的声音就是在地性知识与权利的表达,不应被忽视。

因为对在地性知识与权利的肯定,叙事的哲学观强调对多元文化的尊重,从而能够开启更宽广的社会交流空间。

叙事的思维让社群、社区原本被忽视的声音和故事,有更多的流动,进而带来更多的希望与可能性。

去病理化、去标签化、去专家化、去结论化是叙事的根本精神。我们可以在好奇中重新发现，看见生命的资源，这会增长人们的信心与前行的力量。

叙事的四个根本精神

接下来我想谈谈这些叙事理论的根本精神是什么。

去病理化

首先，叙事最重要的精神是"去病理化"。我们通过不再复制失败，还原故事的权利归属，了解到原来故事不只有一个版本。这些理念根本的精神就是"去病理化"。

我们在与人对话时，可能在主流的视角里看到很多所谓的症状。但学了叙事之后，我们会发现：纵使这个人有一些传统意义上或主流论述中可被贴上标签的症状，但仍应看到在这些症状的背后，他们是如何努力、怎么生活，又曾是如何去面对的；他们是怎么想办法在困难中仍然做到好好工作、关心家人和照顾自己的。我觉得身为叙事的学习者应该为坚持"去病理化"精神而努力。并不是说病理不存在，而是当我们看到在主流论述里的问题时，我们可以致力于在病理中"去病理化"，而不只停留在病理中。

比如我们的家人生病了。应对疾病是一件不容易的事，但不应只看到疾病，还应看到这个人是如何在疾病中想办法面对痛苦与生活的。不把注意力停留在疾病的症状，而是通过生活面去关心和理解这个人。所以，针对在疾病中病人也可以"去病理化"，这个逻辑看似奇怪，但是仔细琢磨后，就可以体会到让生病的人觉得被接纳、被相信，认识到其自身其实是有能力、有价值的，是很有意义的。

去标签化

通常在主流的论述里，一个小孩考试成绩差是不好的，会被贴上失败的标签。的确，在充满竞争的现实社会里，学习不好有其不利之处。但是，学了叙事之后，我们不会只停留在这样的主流论述里，而是会去注意，在学习失败的标签之外，这个孩子的经历、努力与付出，以及这个孩子对未来的希望。我们不会停留在主流论述的框架里。就算孩子暂时克服不了眼下的困难，我们还是可以努力撕去标签来看到孩子隐藏的能力，以及被遮蔽的亮点。

对于许多被标签化的特质，我们都可以这样去面对。比如，有太多的人被贴标签，像是"被定罪"般被贴上"一个糟糕的孩子""一个不行的孩子""别人都瞧不起"。也有人觉得自己是一个自卑的人，因为大家都认为人要有自信。当我们怀有去标签化的精神时就会反思："这个人是如何在自卑的心态中生活而不断努力的？"

贴标签是一种对改变的限制。很多人无意之中被贴上了标签，也同时无意中给周围的人贴了标签，如果没有机会看到标签下的自己或他人，忽视人藏在标签后的能力与资源，就会被标签关入牢笼，限制做出改变。

去专家化

对专家的重视在现代社会中有其功能和价值，只是叙事会提醒

"专家可能不是唯一知道答案的人"。很多时候,来访者才是直面生活的人,有其自己特殊的知识与需求,自然是自己生活里最重要的专家。身为助人者的我们很容易以专家的角色面对来访者,常常不经意地自认"我的想法一定比来访者的更好,他应该接受我的指导与建议",而忘了我们这个系统除了需要学术与咨询的专家,更不应忽略当中直面生活的专家,也就是来访者。所以咨询专业者应该时时刻刻都秉持将"去专家化"内化于实践的基本精神。

允许孩子做面对议题的小专家

身为父母的我们有责任保护、关心孩子,用爱引领孩子。但是,父母并不能时时陪伴在孩子的身边,与他们一同面对与感受世界。但陪伴孩子理解自己的世界,进而积累面对生活的能力与信心,是父母可以努力坚持的。允许孩子拥有自己的思考逻辑,成为自己生活的小专家。当孩子遇到困难的时候,倾听孩子对困难的描述,询问其想法、建议和需求是什么,需要同学和老师帮忙的地方是什么,这些都是基于对小专家知识与精神的尊重。如果父母能邀请孩子从小开始学习面对议题、寻找资源,就能逐渐培养出孩子做自己的小专家的信心。

协助他人做面对自己困难的专家

很多人问我:"老师,我朋友遇到了一些困难,我该怎么陪伴才好?"我常会说:"好好聆听你朋友的痛苦,不要急着帮他解决或给出建议,让他多说说对痛苦的想法,理解他的矛盾与挣扎,也就是好好地与朋友的痛苦共处,再逐步陪他发现他的愿想。或者也可以请教你的朋友,他希望你怎么陪伴他。让遇到困难的朋友告诉我们,希望我们怎么做"。在我的经验中,其实多数的时候朋友只希望我们好好聆听并且关心、支持就好，而不是要我们很快地告诉他解决之道，除非对方明确要求给些点子。也就是说，要给他一个空间，让其在被聆听中可以理解自己，而成为能更好地面对自己困难的专家。

我发现许多人学了叙事后变得比较不容易焦虑。比如，以前当朋友或家人遇到麻烦来求助的时候，总是急着向对方给出自己也不是那么确定的建议，而学了叙事后就比较稳定，知道如何引导对方顺着自己的思路和方式去面对自己的困难。学叙事之后不会那么着急做专家，其实做专家也是以一份热心帮忙处理问题，但处理不了就压力很大，而且容易忽略对方作为当事人的所知所长，这就需要我们秉持"去专家化"的叙事精神。

去结论化

我们谈了这么多叙事的理论与哲学观，还有一个很根本的精神，就是"去结论化"。我们对周围的人，不管是生活中还是专业上，都不要轻易下结论，而要保持着一种谦虚的态度，好奇并陪伴他们探索生命中的资源。"下结论"隐含了流动的停止，忽略了未来发展过程的变化可能，也就是我们仍然应该尊重的生命自发性与弹性。不是下结论不好，而是我们要永远记得给对方一个弹性的空间，让对方有机会思考未来的发展。

去病理化、去标签化、去专家化、去结论化是叙事的根本精神，是我们生活里时时需要努力实践的自我提醒，让自己与周围的人都活在这种叙事的氛围当中。

在叙事里面非常强调人们的独特性,重视人们的多元发展,不会用一种论述来看待所有的人,而是希望打开更大的空间,让人的独特性,在多元论述当中仍然可以被尊重、被看见,得以自如发展。

叙事对熟悉论述的反思

在前面的章节里,我们经常看到"主流论述"这个概念,在叙事教学里我想要更贴近大家的生活,我个人认为用"熟悉论述"(familiar discourse)这个词更恰当。那么到底什么是熟悉论述呢?

一般而言、我们习以为常、约定成俗,符合大众期待的言论,就是熟悉论述。比如,做人要有道德,人生就一定要事业有成,母亲就该慈爱,女人就该温柔,男儿有泪不轻弹,等等。这些在生活里、在媒体上常听到的言论,有其历史与文化的渊源。

这些熟悉论述,当然有稳定社会的意义与价值,指出了一些生活中基本的标准与规范,让我们有明确的大方向可循,而不至于在生活与工作中失序。

许多人不自觉地活在熟悉论述里,也过得很好。但这些熟悉论述,有时候可能对人带来否定、打击与限制。为了寻找生命更多的资源,我们可以通过对熟悉论述的反思,打开更大的对话空间。因此,根据叙事的哲学观,我们需要对许多熟悉论述做进一步的反思。

熟悉论述：重视标准、规范、结果

叙事特别重视人们在生活中的故事。是否有一些熟悉论述，因为社会与文化中的普遍性思维而阻隔了人们看到自己故事的不同版本？叙事的基础理念认为不同的故事版本，会带来不同的影响力，单一的故事版本就自动过滤掉了许多其他的故事版本的影响力。所以在叙事当中，当我们观察到人们被熟悉论述捆绑的时候，就可以协助他们寻找不属于熟悉论述的故事版本。

比如，对于母亲这个角色，熟悉论述是成功的母亲就是把子女教养得很好。而什么是"好"？所谓的"好"也有其熟悉论述。当无法达到这些熟悉论述里的规范与标准时，很多母亲会开始否定自己和自己曾经的付出，信心也会减弱，认为自己是失败的母亲。这是个因熟悉论述而定义出来的"失败的母亲"。

陌生论述：看到更多的可能性

既然我们已经看见熟悉论述可能带来的限制与挫败，那么要如何运用叙事帮助受到熟悉论述束缚的人呢？"陌生论述"的加入可以帮助解除"熟悉论述"带来的限制。

以孩子的成绩表现对亲子关系的影响为例，在我们文化语境下的熟悉论述里，孩子的成绩好，就等同母亲做得成功；当孩子成绩不理想的时候，母亲也同时感到挫败。这种熟悉论述不仅打击了母亲的成就感和付出，也削弱了孩子的自信心。我们可以如何跳脱熟悉论述呢？那就是开始建构新的"陌生论述"。

让我们看看如何帮助母亲建构一个新的陌生论述。我们要看见母亲的付出当中，她的哪些努力，过去并没有被好好地重视。我们可以开始陪伴母亲看见她曾经做过的努力，包括不放弃的精神、找过的方法、寻求过的资源、对孩子持续的关心等,这些都属于陌生论述。这些陌生论述重新看见母亲努力与付出的价值,而不再被熟悉论述限制,借着陌生论述打开了亲子关系更大的空间。

探索陌生论述并不是要否定熟悉论述,而是在叙事当中,发现熟悉论述对人的发展带来限制或造成自我怀疑并影响关系时,我们就要开始探索陌生论述。

Part II
创意叙事的理论与实践

1. 故事——叙事的基本单位

你的故事在哪里？
还有哪些故事等着被听见？

当人们可以好好讲述过去没有机会说的故事时，他们的脸色会变得红润、有光泽，这是一件非常有益身心的事情。

品味故事

很多年前，我有机会接触到一些老师。我曾问他们："学校里发生的事情，回家之后有没有人可以分享？"好多人都说："回家后根本没有人听。"

所以在我们那个团体里，他们有机会诉说自己做老师的心得，说一说他们遇到的挑战、挫折或开心事，他们觉得特别难得，因为在团体里可以好好地表达教学的故事，也感觉到在照顾自己。当时才发现：原来有很多人没机会说自己的故事，没机会被倾听，长期下来，心里应该挺闷的。

让故事流动

我感受到，故事对人们是多么的宝贵，当人们没有机会诉说自己"重要的故事"或"难受的故事"时,心里有一种被卡住的感觉,故事就好像在自己的心里、在自己的身体里凝结了,没有机会流淌起来。当人们可以好好讲述过去没有机会说的故事时,他们的脸色会变得红润、有光泽,这是一件非常有益身心的事情;这个故事可以是开心的、激动的、痛苦的、害怕的、愤怒的、伤心的、焦虑的。这些故事就像气一样,如果闷在身体里、没有机会流动,心里会堵堵的,但是当故事流动起来,就像气一样可以不断流动。

我过去在教授叙事的时候,会很快切入对话的方式、技术等内容。技术当然非常重要,但是这些年我越来越觉得在学习技术之前,我们对"故事"可以再多着墨一些。

试想,在生活里,你对故事的感想是什么?可以先思考:

- 你和故事的关系是什么?
- 你有哪些故事是还没有机会说的?
- 你又有哪些故事是有机会表达的?
- 当有机会表达的时候,你会做什么?

也许大家可以和家人一起检视,家庭里有没有有机会流动、比较容易被听见的故事,或是不被允许听见的故事?先不看我们讲了多少故事,而是看我们与故事的"关系"是什么?当然我们总是有很多事情,要工作、要做家务,要有责任地担当一些事情,但是在众多的责任、努力里,让故事被自己、被他人听见,还是很宝贵的。

自己也可以听见自己的故事。有时候把自己的故事录在手机里,再播放聆听,这也是一种与自己的故事对话的过程,甚至会发现:原来我还会对自己的故事感到好奇啊!例如一件两年前发生的故事,或许现在的你会好奇:当时我的想法是什么?当时的心情又如何?现在的自己会有哪些想法?这样,故事好像又更丰富了。

或许我们可以放慢脚步,去回顾、浏览自己生命里的故事。当你像品茶一样品味故事,对故事的理解越来越透彻的时候,就越能在快速的生活里看见自己、看见他人,重视他人的故事,然后找出属于自己的方法。

当生活里的故事可以流动起来,我们的故事才不会冻结。积极的故事就好像鸟儿般到处飞翔,带给我们希望、方向、温暖,而有比较多负面情感的故事,往往会冻结住,让人没办法前进。

当故事从冻结到融化

我们可以试着回想,自己有哪些故事是很想被看见的?可以试着用说的或者写的等不同方式来表达。仔细筛选出那些重要的、对自己影响力特别大的故事,就算是难受的、受伤的、困顿的故事,如果有机会被讲述、被听见、被好奇,那么故事就有机会流动起来,故事可能就会衍生出新的故事,从而产生新的想法。

如果这些故事没有机会流动,它们会冻结。

就像许多人以为,十年前发生的事情就不用在意了,但其实这些事情对多年后的自己还是有影响的。重新面对故事需要很大的勇气,而在叙事当中,痛苦的故事也需要被尊重,只要愿意表达故事,就已经很不简单了。

表达就是一个面对的过程

每个人要准备好说出自己的故事,都有其时机,不能勉强;有些人经历了一些事情,可能十年后才说得出来,那也要尊重。不过,我发现,生活里被冻结的故事,如果可以用舒服的方式被打开、被关注、被聆听,当事人也会更自在。随着冻结的故事被打开得越多，人可能也会有越多的空间开展生活。

我们可以想象，如果内心有好多冻结的故事，却没有关注当时的自己需要的是什么，那内心应该会有很多疑问吧：当时我是孤单的吗？我存在自我否定吗？我觉得自己不行吗？如果有很多负面的信息在故事里，然后再也没有被关注，那么不只故事冻住了，可能自我的发展也冻住了。

积极的故事就好像鸟儿般到处飞翔，会带给我们希望、方向、温暖，而有比较多负面情感的故事，往往会冻结住，让人没办法前进。

如果不常整理自己的故事，或许一开始会不知道怎么表达，以下是几个我认为可以练习展开故事的方法。

- 写出来：是表达故事很好的方法。
- 画出来：把自己的故事画出来，不是很擅长画画才可以选这个方法，有时候把自己的心情通过画画的方式"说"出来，也是故事的一种表达。
- 其他艺术创作：例如用雕塑表达自己的心情和故事，以艺术的、比喻的方式表达自己的故事。
- 唱歌：以此表达自己的故事，也是一个有趣的过程。
- 录音/录像：把自己想说的话录下来，再回放、回听自己的故事讲述，思考自己想表达什么。通过现代科技的协助，我们可以听见自己的声音，也往往可以发现新的触动和启发。

学了叙事，我们可以放慢脚步，去展望、浏览自己的生命故事。有哪些故事可以再去关心？有哪些故事正在等我们回顾？我觉得，生活中的故事都是我们一步一个脚印经历的，很值得好好贴近。

我们如何在限制的故事当中，试着看一些被遗漏、但是很重要的故事呢？每个人的故事里总会有一些被遗漏的部分，如果这些被遗漏的故事可以被看见，就会给生活带来许多前行的力量。

故事有尽头吗

故事对人是非常重要的，但要怎么靠近故事呢？故事又以什么样的形式存在我们的生活当中呢？

局限的故事：过去的真的就过去了吗？

很多年前，有位学员告诉我，她的母亲每次都说着一样的故事，就像是坏掉的唱片，总卡在某个点上，她不知道要怎样帮助她的妈妈。

我问她："那个让妈妈觉得很痛苦的故事，如果我们用局限的角度来看，是一个怎样的故事？"

学员转述母亲的话说："我小的时候家里还没有冰箱，在12岁的某天，我的妈妈吃了隔夜的饭菜，没想到第二天就过世了。我妈妈很疼爱我，突然之间一切都没有了；而且我爸爸在之后的一年内再婚，我还是很想念妈妈，所以跟继母的关系不是很好……"学员说从小一直重复听妈妈讲这段故事，觉得不胜其烦。

学员表示以往会对妈妈说："外祖母过世这么多年，过去的都过去了，你现在生活不是挺好的吗？你干什么还老提以前的事儿啊!"但不管她怎么劝妈妈,妈妈还是重复提起这个故事。

然而这个学员当时学了叙事,觉得她要想想办法,换个不同的方式劝解和宽慰妈妈。

在我的经验中,当听到许多人在描述一些历经困难的故事时,会有一种无力、遗憾的感觉,不知道怎样继续下去;他们每次在描述这些故事时,都只看到它们的限制性。

如果限制性的故事一成不变,则每一次描述故事,都在影响这个人。有时候限制性的故事也会影响关系,可能是亲子关系、伴侣关系、家庭关系,等等。不断地描述这些限制性的故事,会带给人们无力和痛苦,或是愤怒、愧疚、遗憾等,而且相同的故事,会反复地影响关系。而学了叙事,我们要怎么转化限制性的故事,让其开始流淌呢?

遗漏的故事:生活前行力量的来源

当我们有机会打开被遗漏的故事,就会给我们的生活带来前行的力量。我们如何在限制性的故事当中,试着关注到一些被遗漏的但是很重要的故事?每个人的故事里总会有一些被遗漏的部分,当这些被遗漏的故事可以被看见,其实会给生活带来许多前行的力量。

在生活中,如果我们可以陪伴人们看见人际关系中被遗漏却有力量的故事,会是一件非常好的事情。

前面故事中的学员,作为一位女儿,她困扰于母亲不断重述的故事,于是我给了她几点建议:

- 如果妈妈重复说着这个故事,那可能代表有一些细节还没有说到,所以她必须重复地说这个让她痛苦的故事。
- 试着对故事保持好奇。看看故事中有没有被遗漏、被无视的部分?
- 可以问妈妈,12岁的时候失去母亲,是不是一件非常可怕的事情?"失去母亲之后,是怎么让自己长大的?"看妈妈是如何前行的。
- 试着问妈妈,虽然12岁失去母亲,但是自己做妈妈后,却还可以把四个孩子照顾得这么好,她的智慧与力量是怎么来的?
- 学员的妈妈同时也是深受爱戴的小学老师,师生关系非常好。可以试着了解,在那么小的时候失去自己的母亲,还可以对学员这么好,她的爱是怎么来的?
- 试着对限制性的、痛苦的故事保持"好奇",打开那些被遗漏的、没有机会看到的部分。

这位学员回家就开始陪伴母亲,打开这些被遗漏的故事。她家有四个孩子,她是大姐,她也告诉弟弟妹妹们怎么陪伴、怎么关怀,全家一起来陪伴妈妈靠近被遗漏的故事。果然,妈妈不再像唱片跳针般重述一样的内容,而是说了更多新的故事,全家都觉得妈妈好厉害!

这个故事让我印象深刻,当我们有机会用不同的视角看一个受限制的故事,似乎可以带给我们的来访者更多前行的力量。因为力量、故事都在他们的生活里,只是这些故事没有机会被看到。

学了叙事会变成"挖宝专家"。这位学员通过叙事陪伴妈妈的时候,她就挖到妈妈的宝了。妈妈那个卡在12岁的故事,就不再只是"失去母亲的故事",而是"她很不简单地长大成人,成为一个很棒的小学老师、一个好母亲"的故事。挖到宝后,故事就会整个打开并有所变化。

人生会有痛苦,但叙事看待人生、看待痛苦的视角特别不一样，一转念生命就有了不同的流动，人们也对自己有了更深刻的了解。我常常就在这种变化中被感动，也希望大家学了这些思维、态度和对话方式之后，可以不断地打开自己和周围人的故事新篇章，这特别有意义与价值。

思考故事的权力归属,也在考验我们该如何聆听,以及是否拥有贴近他人的能力。

反思故事

大家在生活里会经历各式各样的事情,如果是很顺利、很愉快的,那也就没事。但是生活中不只有顺利、愉悦,也有挑战、挫折、困难。当我们卡在这些挫折、困难里时,可能感到不适。

如何看待故事?

当我们以叙事的哲学观面对生命故事时,不仅带来全新的视角,也带来新的希望与可能。

我们以"故事"为叙事的基本单位,看每个故事不同的方面。

故事的权力归属

如果以专家的态度听故事,会觉得自己是专家,"我懂,我知道"或者"我来告诉你,你是怎么回事"。专家是给故事下定义的人,这是我们熟悉的方式。但我们要想想:

- 在家庭里谁是专家,是父母、是长辈,还是教养专家?
- 在学校里谁是教育孩子的专家,是校长,还是老师?

在叙事里,故事的权力归属,应该要回归给故事的当事人,当事人自己才能决定,故事中应该被重视的点和被在乎的感受。

因此，也许父母和老师各自都有其职责，要保护孩子、关爱孩子，但有时忘了孩子也是自己学习与成长的小专家，我们应该也试着理解孩子自己的所长。

思考故事的权力归属，也在考验我们该如何聆听，以及是否拥有贴近他人的能力。当我们听故事的时候，是很快就有自己的判断，还是让对方有机会说出更多自己的看法？故事的权力归属，很值得我们斟酌。

停止复制失败

大家看见的"失败"，其实来自熟悉论述里面的定义。

学了叙事，要相信每个人都有自己的亮点。我们试着超越现在熟悉的框架，看见框架以外，这个人还未被看见的方面。

我们在叙事哲学观的章节里提及了对"复制失败"的警惕，现在也要再次注意，聆听故事的时候，要时时提醒自己，避免用熟悉论述的思维去衡量，而是不断看到故事背后的挣扎与努力。

重视在地性知识与智慧

学了叙事以后，要试着看见不同于专家与主流世界的知识，就算是年纪再小的孩子、学历不佳的父母、贫困的家庭、资历尚浅的老师，也有其不可忽视的知识与智慧。每个人其实都在运用其知识与智慧在生活中前进，但是不一定会被看见、被欣赏，因此要陪伴当事人看见他们在乎的重点与努力的方向。

这种知识与智慧特别重要，而且是专家没有的，也即在地性知识与智慧。以我多年与人对话的经验，当人们重视的事情被关注、被认同时，特别是不受限于一般熟悉论述的思维时，人们更会产生一种笃定与力量。

观众的影响力

做个不一样的好观众是叙事里很重要的一个态度。我们每个人在生活中都是其他人的观众，也是自己的观众。有时在台上，有时在台下。学了叙事之后，我们要成为什么样的观众呢？

- 我们希望让台上的当事人感受到被鼓励与被欣赏并且带给其信心呢，还是要喝倒彩？
- 当台上的当事人是我们的孩子、伴侣、父母或长辈时，我们可以做什么样的观众呢？
- 如果台上的当事人是自己，我们又是哪一种观众呢？

我们每天时时刻刻都在做观众，要做个有影响力的观众不容易，能够欣赏到生命痛苦背后的资源更不容易。

观众如果有反思、有学习，感受就会不一样。如果我们内在很纠结、很焦虑、很害怕，就算听到轻松的故事，也不会放松，更不可能欣赏对方。所以，作为观众的我们也在练习，让自己在跟不同的人一起时，都能传达出自然放松的态度，做一个可以随时看见人们力量、发现人们宝藏的观众。

故事没有单一的结局

任何故事的背后，还有很多没有被看见，而且对当事人有意义的另一层故事有待开发，不管是自己的还是别人的故事，都不会只停在初始的描述，故事背后永远还有更多可以被看见的地方。

如果大家理解了"故事不仅仅是故事，故事是超越故事的，故事的结局永远开放"等理念的时候，会对故事产生更多的好奇。比如，我做督导的时候发现，咨询师往往有一个很大的问题，就是很容易觉得来访者陈述的故事就是终点，因而局限在其第一故事里，咨询工作就会卡住。在督导时，经过我引导再多好奇一下"故事背后的故事"之后,才又开始,找到一些可能性而再度往前走。所以,故事永远都不要假设只有单一的结局。

大家可能也都有一些经验,当你有机会好好说出自己故事的时候,会越说越多,甚至说到自己以前没有说过的内容,这时会有特别畅快的感觉,其实只是源自被听见、被欣赏。

捡拾故事中的碎片

有时候在故事的进行当中,会发现很多琐碎的细节,但是不要小看这些碎片,在碎片的背后还可能隐藏着许多对当事人有重要价值的故事。

我第一次在国外听到约翰·肖特(John Shotter)老师的碎片理论(Fragment Theory)时,很震惊地发现自己过去可能"丢弃"了不少对话中的碎片。他提醒我们,初听碎片可能不合逻辑、很琐碎,但若重视且耐心审视这些故事中的碎片,慢慢地会发掘出在碎片背后的意义与价值。

因此我邀请大家重视对话中的碎片,刚开始很可能看不见,但是一定要有耐心,慢慢待其演化。

平凡中的不平凡

不要小看平凡的故事,其实平凡中蕴藏着不平凡的力量。

当我有机会与人们对话,陪他们看见故事背后点点滴滴的努力时,看见所有浮现出来的付出、心意与坚持时,都可以感到那种不平凡的震撼。很多人都是在生活的点点滴滴中锻炼出来的,这些都不应视为平凡。大家慢慢地了解和体会了叙事的思维后,更能对平凡有一份新的赏识。生命本身就是不平凡的,但是要怎么自然地看待不平凡,甚至尊敬地对待不平凡,是很值得去学习和修炼的。

当我们有机会同过去的故事、被遗漏的故事重新联结，会带来很多安定、信心，以及前行的力量。所以我特别珍惜人们故事的多元版本。

故事的多元版本

学了叙事的哲学观之后，我们知道叙事背后饱含着人们深深的信任与尊重。在叙事当中可以看到，原来人们的故事不会只有一种版本，而是可以有各式各样的多元版本。我们先介绍其中一种会带来多元版本的支线故事。

被遗漏的支线故事

当我们遇到挑战和困难的时候，会将其视为主线的问题故事，觉得是我们没有做好，或因为能力不足，或因为他人影响，或其他不可抗的外力因素，因而形成了问题故事。但是在叙事里面，我们深信不管是什么样的问题故事，如果我们慢慢地探索、充满好奇，其背后一定会有一些被遗漏的，却会带来可能性的故事，我们定义其为支线故事或替代故事（alternative story）。

支线故事重要的地方在于能够带给人们力量。当我们学了叙事，不管我们听到怎样的故事，尤其是困难的故事，我们总思考，可以如何在这样困难的主线故事里，慢慢地与人们一同探索到底还有哪些带来力量与希望、带来可能性的支线故事。

【爸爸童年故事的多元版本】

以我个人的生活经历为例,多年前我从海外迁居回台湾后,年纪大了的爸爸和我分享了许多他童年的故事。若以我父亲的经历来展现故事的多元版本,会是以下两种版本:

版本一,辛苦的童年

爸爸的老家务农,家里收入不多,有时甚至没有米饭吃,掀开家里米缸的木盖子往里看,常常是空的。这时他会去稻田里找收割时残留的米粒,他会一粒一粒地在稻田里找碾碎的稻壳,找出遗漏下来的米粒拿回去给他母亲,也就是我的祖母。爸爸从这个角度如实向我描述童年的辛苦。

版本二,勇敢的童年

当我聆听爸爸的童年故事时,我就问爸爸:"爸爸你童年这么苦,你觉得当时你最不简单的地方是什么?"这个问题是想请他,讲一些还没有机会说出来的故事版本。

爸爸说:"那时候我特别勤奋!家里苦,我就想办法打零工。所以我在 14 岁左右就从桃园去台北打工,帮人家卖米、学习修表,还去文具店卖文具。虽然还是个小孩子,可是我就想去台北努力赚钱、帮衬家里。"

我就说:"爸爸你好勇敢啊!敢一个人从乡下到城里来。"爸爸说:"不然家里这么苦,怎么办呢?我一定要这么做,到台北来闯荡!"爸爸从销售员开始,一步一步地做到电器公司的经理,很不简单!

后来爸爸表示,能和我分享这些事,他觉得很舒服;我也听到了很多以前他没有告诉过我的故事。我们学叙事，就是要让自己、家人、好友或来访者故事的多元版本不断地被看见，进而改善关系，带来力量。

我越来越觉得让叙事生活化是一件很有意义的事。叙事不仅可以放在咨询的对话里，更应该时时融入我们的生活里，更用心地捡拾过往被遗漏的东西。

【阿姨轮椅生活的另一版本】

有一位非常疼爱我的阿姨，随着年纪渐长，在一次摔跤之后就必须靠轮椅行动。每天照顾她的人会推她到家对面的公园，她再站起来推着空轮椅散步，每天早上一趟，下午一趟，各半小时。阿姨对自己无法再好好走路有些遗憾，当我去探望阿姨时，我就试着探索阿姨轮椅生活故事的另一个版本。

我说："阿姨，你好有恒心啊！可以坚持这样一天两次的锻炼。"
阿姨说："那是必须的呀！如果不这么走的话，脚会没有力量。"
我说："你这份坚持的力量是怎么来的啊？"
阿姨说："人就是要锻炼啊！不可以只靠轮椅，就是要动啊！"
"阿姨你好厉害！"说着我抱了抱她，还亲了亲她的面颊。

那时，作为一位晚辈看望坐在轮椅上、从小疼爱我的阿姨，在这样的生活对话中，邀请阿姨说出轮椅生活的多元版本，也给我这个晚辈带来了触动与收获。

船 靠岸的时候要抛锚,锚定住船,使其不会漂走;个人主掌权有点像"锚",把人好好稳住,不会被人生的风暴带走。

故事的定锚

每个人都有自己在乎、重视的事情,支撑着自己在生活中前行,可能这些内心的想法、信念、价值不会一直挂在嘴边,但是如果我们愿意去了解,往往可以连接到对方很核心的内在,而那可能是对方一辈子生命的价值与意义所在。

生命故事的个人主掌权

在民俗心理学中有一个重要的概念叫作个人主掌权(personal agency),在叙事里,具体可能是一个人最重视的计划、行动、信念、价值、渴望、梦想与承诺。我们希望在叙事的对话中,能够通过故事的多元版本,来好好关注人们重视的内在核心价值。

很多人不一定会直接把它说出来,或是也没特别探讨过自己真正在乎的是什么。但是当我们有机会通过故事来探讨时,往往会带来一种"原来我是重视这些的,原来这是让我不放弃的原因,原来这就是支撑我往前走的力量"的感受。叙事重视引导出每个人生命的主掌权,这会是更清晰、更稳定的恒久力量。

另外一种理解个人主掌权的方式是从个人生活的意图中去探讨,个人生活的意图包括了人们对生活不同方面的期待、盼望,也就是最想做的事情、最想拥有的关系、最想完成的使命等。通常，我们不一定有机会看见这些意图，但通过叙事理念引导出的故事会帮助人们看见故事背后的意图，也就是背后的主掌权。看见了个人主掌权能够让人们更好地活出自己，实现自我，活成想要的样子。

你的初衷是什么？

"个人主掌权"体现的是人们的"初衷"，是一种可以把我们拉回到生命核心价值的力量。初衷不只是一个概念，它会带来感觉；就像有些人一路走来，不管求学、工作还是创业，都有其初衷。我在与学员做对话故事的探索当中，曾经听过如"哇，就是这个！""这触动到我了，心里一震！""爷爷以前告诉过我的啊，我居然都忘了！"的惊叹。这些感觉很重要，当人们体会到初衷时，身心都会有触动，看清了初衷带来的力量会特别持久，并带来生命的转变。

我对"初衷"有个比喻：船靠岸的时候要抛锚，锚定住船，使其不会漂走；个人主掌权有点像"锚"，把人好好稳住，不会被人生的风暴带走。这初衷也像是我们生命中一个精神力量的港湾。

在叙事里,自我认同是可以流动的,人们可以通过不一样的故事来塑造自我认同,通过不同的故事来丰富自我认同。但是自我认同不是固定不变的,而是个持续创造的过程。

故事对自我认同的影响力

在叙事中,不只是重视如何"听"故事、"说"故事、"问"故事、"看"故事,更重视通过这些过程,让人们的自我认知有所变化。

故事的走向:下沉还是上扬?

思考一下,你是带着怎样的故事版本看自己的?在故事的多元版本里面,有些故事版本让人觉得,自己总是不行,失去信心而造成自我认同下降;有些故事的版本,让人产生信心,支持积极的自我认同。不管是在生活、咨询、督导还是教学里面,我总是思考,可以如何使人们在既定空间里,打开一些不一样的故事。在叙事里更深的意图是,在不同的故事里可以引导出来访者期待的自我认同(preferred identity)。

个人的自我认同(self-identity),是心理学一个重要的元素。人需要知道自己是谁、为什么活着、可以如何活在这个世界上、可以对这个世界有什么贡献,因此满意的自我认同是美好生活的基础。

很多人喜爱叙事,就是因为在叙事哲学观下的对话空间里,人们会不断地发现过往没有意识到的自我认同。

很多年前有学员反馈,在参加我的叙事工作坊的时候,会觉得人是一直上扬的,感觉特别好。而我们遇到挫折时,产生的"我不行了""我很糟糕"等想法,就是一种下沉的感觉。在叙事里,我们通过陪同来访者探索故事的发展,一同厘清下沉或上扬的走向,那么自我认知就会有所变化,达成自我认同。身为叙事的对话工作者,我们觉察故事的上扬或下沉会是一辈子都要坚持的反思。

所以,在我们与人对话的时候,应该时时保持着一种警惕的思考:

- 什么样的故事会削弱人的自我认同?
- 什么样的故事会增强人的自我认同?
- 故事是无限的,还能怎么看故事以带来更多的可能性?

用故事丰富个人的自我认同

叙事的工作是让故事更丰富,找到支线故事以及被遗漏的故事,用意就是陪伴人们重新看到自己的价值,甚至是关系的价值与重要性,进而增强人的自我认同。

叙事会通过很多故事的对话去发现,想办法塑造自我认同。在叙事的哲学观下,自我认同不是固定不变的,而是流动的,也不是无法调整的,而是可以通过不一样的故事来塑造的,通过不同的故事来增强自我认同。

所以,在通过叙事的方式让故事流淌起来后,更重要的是在故事的对话里肯定对方的自我认同,让对方看见自己的生存价值;叙事是一个自我认同再建构的过程,我们可以从以下几个方向来思考如何增强人们的自我认同:

- 是什么故事让他这么看待自己的?

- 什么样的故事会帮助他看到另一面的自己？
- 什么样的故事会让他否定自己？

曾经有学员问我："老师，您在访谈中已经让来访者感到好转、有力量继续前行，不是就够了、可以结束了吗？为什么还要继续谈？"其实"好转"只是改变的开始，有时候这种改变略显脆弱，我希望通过更多的对话去强化和推进这个"好转"，让这个"好转"的故事更饱满，增强来访者的自我认同，进而对其自我产生更长远的影响。

用故事强化不同关系的自我认同

我们活在世上除了有个人的自我认同，还有关系的自我认同。所谓"家庭关系的自我认同"，就是一家人怎么看待这个家：我们是一个有希望的家庭、一个有可能性的家庭、一个可以不断地努力调整关系的家庭，还是一个威权的家庭？再比如伴侣关系的自我认同：我们是一对互相关心的伴侣、一对能够克服困难的伴侣，还是走不到最后的伴侣？同时，亲子关系的自我认同与工作团队关系的自我认同也可以通过故事丰富的。

当我在做关系咨询的时候，无论是婚姻关系还是亲子关系，我都会试着陪伴来访者发展关系故事的多元版本，进而从中看到更多关系自我认同的可能性。

当我们探讨家庭关系的自我认同时，一开始家人在谈同一件事情的时候，常常各说各话，各有各的故事版本。但通过叙事来了解到从个人故事到家庭关系的不同故事版本后，不同的家庭关系故事会提升家人对家庭关系的自我认同。所以我们面对复杂的家庭故事版本可能要思考、探索故事背后的关系意图。在我多年的经验里，只有家庭成员有机会表达出隐藏的关系意图，才会开始打开家庭关系自我认同的对话空间。我们听故事不只听到困难与问题,还要试着看到关系中的支线故事,通过支线故事,陪伴家庭成员建构他们比较喜欢的家庭关系。

自我认同是创造的过程

我们常会不经意地评价他人,"他就是这样子""他是不行的",这时就是把对方表现不佳的责任完全归咎其本身的不可改变。

自我认同其实是社会的产物,是关系的产物。当我们与他人相处时,我们会让对方怎么看待自己?我们想要如何与对方相处?我的出现,会让对方的自我认同有所变化吗?我们想做什么样的观众?这些元素会通过关系对自己与他人的自我认同带来影响。

叙事的工作是非常根本的,是一个自我认同再创造的过程,不管是个人的自我认同还是关系的自我认同,都可以容许我们不断地累积、创造。

2. 解构——尊重多元文化的过程

可以解构的元素有哪些?
为何需要解构?
我们看问题的视角，有没有新的可能性?

解构是一个尊重多元文化与在地性知识的过程。当我们在陪伴他人的时候，其实不只是"这个人"，还有这个人背后的思维及其建构的脉络。

解构对话的元素

解构（deconstruction）在叙事里是一个最根本的概念，是对现代复杂生活中固化概念及其影响的层层反思。

我在多年教学的经验中发现，解构的必要性很容易被我们的思考惯性掩盖，特别是解构的落实更难做到。在对话进行的过程当中，咨询师自己的经验与信念往往会不自觉地限制了好奇心与更多可能性的展开。所以我希望用比较具体的对话元素来谈谈解构的需求以及如何落实。

图2列出了我多年督导与咨询对话经验中总结的解构最常见的元素。这些有助于咨询师思考解构的主要元素，不仅在咨询领域可

以帮助到大家，在家庭或工作领域中也都有所助益，可以帮我们看到每个人是怎么被建构的，以及其给对话质量带来什么样的影响。

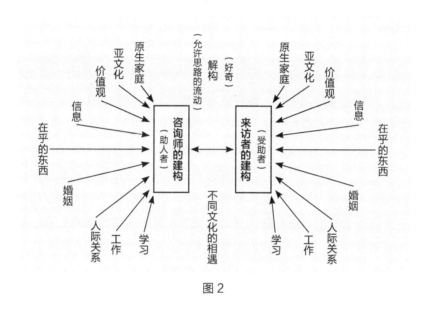

图 2

原生家庭

自小培育我们长大的原生家庭，当然会通过家族文化的承传塑造出我们看待自己、看待生活的基本态度，也就是建构了我们基本的信念与价值观。当我们陪伴他人的时候，对方也有他背后的原生家庭，所以在这个对话的过程当中，双方的原生家庭经验都会影响到参与在对话过程中的我们。身为咨询师的我们需要意识到：双方原生家庭的经验对这场对话的影响是什么？很多我们不自知的影响在这个空间中流动着。

当我们面对来访者陈述原生家庭对自身的影响时，身为咨询师的我们就必须警觉和思考自己对类似议题的处理态度或看法。只有在我们解构了自己原生家庭的故事之后，才能够更好地陪伴对话者对其原生家庭的卡点进行解构的对话。故事因而也不会停滞，我们会思考那个熟悉论述里看似是问题的故事，找到支线故事与遗漏的故事。

亚文化

对话的系统当中不可能保证双方皆来自类似的文化背景，具备类似亚文化的可能性更低。这些亚文化包括了性别、地域、阶层等。

比如说，一位女性受访者谈到她在家庭、朋友与工作伙伴当中受到大家的接受与喜欢。这时解构就必须从对方性别以及我们自己性别的亚文化入手，不能只处理对方的亚文化议题，还要警惕自身亚文化是否有助于进行解构对话。重要的是，时时理解我们自己是怎么被建构的，进而当我们陪伴他人时，允许对方用自己的方式，尊重对方不一样的想法，再用对方亚文化里强调的要素去逐步建构。不管是看待自己还是看待他人，解构在我们的生活里具有很大的包容性，而不是要别人用我们的方式去生活。

价值观

价值与文化有很多必然的联结，每个人都有自己的价值观，包括对生活、工作、金钱以及家族等方面的价值观。

我们要如何避免以自己的价值观来取代对方的价值观呢？对于来访者重视的价值，我们应该理解和开放地聆听，陪同对方在其重视的价值当中，去看看可以怎么拓展可能性，从中打开并看见对方的坚持。

价值观最直接的反应就是"在乎的事情"。每个人都有自己在乎的事情，这个"在乎"是怎么来的，就是我们要去好奇的地方。

比如说，许多人在乎自己是否够坚强，包括许多助人者。当来访者表示自己是"脆弱的"时，应尊重、好奇其脆弱背后的思维和需要，以解构的思维贴近对方，理解对方在"脆弱"中的建构，然后包容尊重这种"脆弱的坚强"。

信 息

这是一个互联网技术飞速发展的时代，大家每天都会接触到大量的信息，这些信息其实就在塑造着、影响着我们的世界观。许多人也或主动或被动地为网络视听习惯所影响，面对这些网络思潮建构，我们要思考如何从中探索和选择，充分利用信息来帮助我们成长与学习。

现代的父母除了要解构自身与信息的关系，还需要关注网络对孩子思想观念的建构，以及游戏方式从传统的直接人际交流转变到云端世界互动的影响。网络游戏成瘾与交友安全均为现代父母在子女教养上的挑战，如何解构地带动孩子去思考，在网络的信息世界中建构他们的未来，是现代父母的一个崭新课题。

婚 姻

我有一位从事家庭婚姻咨询的朋友，当时正在经历离婚的痛苦，而她不希望将自己对离婚的痛苦反应不小心转嫁到来访者身上，所以找了咨询师陪她好好面对这个过程。她希望在解构的过程中放下自己离婚的痛苦，从而能更专注地帮助有婚姻问题的来访者。

婚姻状态对于我们看待关系的影响极大，人们时常将自己的状态和经历反射式地投射到他人的婚姻问题当中。但是助人者若不自觉地将未经检视的自身婚姻状态导入到对话当中，或将自身经历投射到对话的过程当中，就会剥夺了本属于来访者的主导性与对话空间。这是需要时时警惕的，这样才能更专业地探索来访者的生命故事。

人际关系

在婚姻与家庭亲子关系之外，一般的社会人际关系也在我们的生活中扮演着重要的角色。人际关系塑造着人们对关系的价值判断与理解，同时塑造着人们对自己的观感。

助人者也会有自己的人际关系，应清晰地理解自己的人际关系发展，并合理运用自身在人际关系上的经验，然后才能更包容地陪伴来访者理解其人际关系，允许对方沿着其脉络去发展，而非不知不觉受自身经历影响和限制了来访者的对话空间。其实每个人与他人相处，都有其独特的价值和脉络，不可剥夺。

以上讨论了数个我多年督导经历中所察觉到的助人者特别需要反思的解构元素，其中包括了工作定义以及如何学习等。我们可以将解构的过程理解为"一个与异文化相遇的过程"。

总之，解构的对话开始于对自己的解构。

在我们学习了解构思维之后,我们的心可以更开放,也更能面对世界的复杂,能够更柔软地与自己相处、与家人相处,进而能够更好地去理解与我们相异的人。

解构的重要性

很多年前一位跟着我学习叙事的资深社工,给过我这样的学习反馈:"我很喜欢学习叙事,但是最难的部分就是解构。"他说:"学技术、学怎么问话都还好上手,但是在咨询的时候要能够深入到心里,处处坚持解构的精神,是一件非常不容易的事情。"

我会鼓励大家学习解构,是因为解构可以打开我们的心,让我们更能够包容、尊重不同的人与文化,也可以让我们能够更深入地理解自己、理解亲朋好友以及理解我们陪伴的人。

后现代解构思潮的出现对许多领域的影响都很大,包括文学、艺术、建筑等。在心理学方面,尤其是叙事治疗,受到解构的影响最深。叙事中解构的重要性可以列举如下:

- 尊重每个人的不同思维脉络。
- 以开放的心态看世界。
- 促进关系。
- 不轻易下结论。
- 挖掘故事背后的价值。
- 开发人们的价值。

- 让弱势声音走上台面。
- 允许多元性存在。

解构提醒我们：每个人都有不同的思维脉络，我们需要尊重。在生活里，如果只看到事物的一部分，就会受到限制。怀着开放的心，我们与周围人的关系就会不一样。没有解构，关系是凝固的或受限的。解构需要不断地练习、不断地思考，才能看见别人看不见的，才能听见别人听不见的。

在我的经历里，当我有机会用解构的理念、问话和好奇，与不同人在一起回顾他们的故事时，他们会说"我从来没有被这样子看待过""我现在有一种暖暖的感觉"，或者"我觉得好像也看到自己一些宝贵的地方"。通过解构，很多原来没有被看见的价值，那些被弱化的、不见天日的声音，在一个好奇的、愿意尊重、见证、欣赏的空间里，有机会走上台面。特别是，解构的精神尊重多元性，就是不寻求"唯一的真理"，并以此看待和要求所有的人。

解构是愿意对不同的人给予尊重的视野与地位。解构是一种极致的尊重，需要愿意很用心地关注不同层面、不同世代的发展脉络。

多元文化的解构

早期多元文化议题主要聚焦于种族文化差异造成的歧视与不平等，近年来对多元文化的分类与研究更加仔细，特别是对那些不外显、且必须以一种尊重与谦虚的态度来对待的主题，逐渐加入了许多包括了阶层、世代、城乡等的变量因素。

接下来，我挑选了几个我认为对大家比较有帮助的，也是常出现在咨询和生活领域中的几个多元文化的解构因素，分别探讨。

社会阶层的解构

过去我在美国教家庭与婚姻治疗的时候，学生包括了咨询师、心理师、社会工作师、精神科医生等。曾经有学生提到，有时会出现"害怕穷困的人前来咨询"的纠结，因为觉得这些人很可怜、过得这么苦，偶尔会不自觉地产生一种因阶层差异而出现的距离感，真不知道要怎么帮助他们才好。这种心理就是由于尚未解构阶层的概念，也就是他们或许带着自己对阶层的固有认知而不自觉，以熟悉论述的"量尺"来限制性地看待穷困阶层的故事了。

若用解构的视角来谈穷困，我们可以试着放下原来对穷困的定论，试着靠近人们在穷困生活中的经验，进而好奇他们是如何运用有限的资源经营生活、建构生活的。

社会阶层不仅指金钱财富,也包括了社会地位。大家都在为社会阶层的提升做努力,所以社会阶层也不是一成不变的。在我们的生活当中,总有人功成名就,但也有人家道中落。无论是对个人还是家族来说,这样的社会阶层流动(social mobility)都是正常现象。身为助人者的我们并不能抱着我们对阶层的原有假设和熟悉论述,先入为主、一成不变地看待,而是必须怀着解构的好奇精神,愿意回归和尊重求助者本身的经历,探索其在阶层的变与不变当中所收获的心得与力量。

世代的解构

我们对不同世代的人,往往会有一些因信息隔阂带来的熟悉论述,比如说多年前有人提到"草莓族",这是一个对年轻世代的形容词,其定义来自上一代或老一辈人对年轻世代的部分看法,认为年轻人像草莓一样,一捏就碎了。这里就显示出人们对世代的看法需要解构。例如,我们可以去反思:

- 草莓族的范围是由谁来决定的?
- 草莓族的定义又是谁来决定的?
- 被称为草莓族的人,他们的感想是什么?
- 草莓族这种表述对于这些人会带来帮助,还是带来限制?

也就是考虑到如何诠释权力的归属,以及使不同世代的声音能够平等地被听见,特别是所有定义都不应弱化被标签的世代。多年前我到某个大学讲课,现场的老师们跟我分享了一个现象:现在的年轻学员对于生活趣味的重视程度高于对学习的,这让老师们有些担心。从解构的视角,也许我们可以试着看看这些学生所在乎的是什么?重视的是什么?试着理解这一世代年轻人的价值观,并欣赏他们。

我们对于老一世代也必须保持解构的觉察与反思。在一次我示范的访谈中,有位学员对年迈的母亲不喜旅游有很大的挫败感,觉得母亲年纪这么大了,还不懂得享福,老是把时间放在关心孩子上。相较之下,爸爸就好一些,会去旅游。

在这个对话里,我请这位学员想一想,当她也老了的时候,她会怎么看这件事。她说:"90岁的我会告诉现在的我,妈妈需要用她自己舒服的方式来度过退休后的日子,她虽然没有像爸爸一样到处旅游,但是如果觉得照顾女儿让她很开心、很满足,那也很好,我应该要尊重妈妈选择的生活方式。"

她继续说:"我的苦闷,来自我认为妈妈应该要用旅游的方式享受退休生活,但妈妈却不去,所以我对此不接纳,还对她挺生气的;但是刚刚通过老年的我的视角,我发现我也需要尊重妈妈的选择、理解她对'享受生活'的定义。"此后,她与母亲的关系也改变了。

当女儿放下对母亲不实际的要求与期待,理解母亲自己"舒服的方式",这就是一个解构的过程。

教育学历的解构

华人特别重视教育,大部分的人都努力让自己和下一代尽可能接受最好的教育,这些是我们的文化里很重要的价值。特别是教育学历的提高会带来社会阶层上升的可能。但是回到生活里,不是每个人都那么幸运,能拥有资源可以继续投资于教育。理解了这些文化脉络后,我们更要用解构的精神尊重与理解不同教育程度的人。

以我个人的一个故事为例,我母亲生前最好的朋友,一位就像是我第二个妈妈的阿姨,有一次突然很坦诚地对我说:"你读了这么多书，会不会瞧不起我和你妈妈呀？"

我听了之后吓了一大跳，说："阿姨，你和妈妈是照顾我长大的长辈，是爱我、疼我、看着我长大的人，我感谢你们都来不及，怎么会瞧不起你们啊？"

这个故事展现了华人深植于心的教育观念，也就是教育会带来地位的提升、阶层的跃迁。可是学历的高低并不完全代表了人的价值与能力，我们要以更谦卑的解构态度，探索学历之外各式多元的价值，而不以学历为唯一的标准来定义他人、与他人相处。

另外，城乡的差距以及语言、口音的不同也造成许多人不自觉地用熟悉论述的"量尺"来定义他人。例如，很多人都会想去城市发展，因为那里有更多的工作机会、教育资源等。我听到过好多从乡镇来到大城市的学员分享他们的体验，很多人都表示刚开始会觉得不适应，不管是谈吐上还是衣着上，都会产生一种自卑感。但其实，城市与乡镇各有其特色，城市的优越性只是一种广泛传播的熟悉论述，通过解构的精神，我们也可以寻找来自乡镇的特色与力量。

我们内心对于"标准的中文"都有各自的看法，当有人说话有特殊的口音时，我们会如何看待？我们往往会不自觉地归类或比较，甚至以某种口音为耻或为荣。语言的解构就是检视自己：当我们同他人说话的时候，如果对方的语言带给我们一些看法或是一些假设，我们要怎么样回归到好奇，也就是重新检视是否口音也代表着一种资产。例如，口音是有勇气的移民的特征，或者是不同地域优势的象征，而不必被熟悉论述的定义所束缚。当然这种解构的重新定义必须通过尊重与好奇的态度去实践。

希望解构的这些精神与思路可以慢慢地融入各位的生活，使大家在面对不同的挑战时，能够以新的眼光、新的视角来问话，进而带来新的影响力。

解构的程序

我有一位认识多年的学员到国外留学，他在念博士的过程中遇到了一些困难，于是给我发电子邮件说，他正处于特别焦虑的状态。

我回复他："焦虑是很宝贵的。念博士感到焦虑是正常现象，我自己在念博士的时候也会焦虑，我当时许多的美国同学也同样如此。焦虑是很自然的，那就慢慢来。"后来我就从解构的思维帮助他发现焦虑背后的意图与难得的力量，帮助他渡过了这个难关。

接下来，我们要进入解构的运用与技术部分，其中最重要的是我们看问题的视角，也就是我们问出的问题是否能够带出新的可能性。

解构四部曲

麦克·怀特在探索如何实践解构的过程中，曾经在其外化的讨论中提出了一套经典的解构四部曲，从四个方向通过外化的对话来起到解构的作用。这四个方向包括：1.问题的外化；2.探索问题对人的影响；3.评估问题的效应；4.探索效应的逻辑。

根据麦克·怀特的解构四部曲，加上我多年叙事的实践以及督导的经验，以"焦虑"这个问题为例，在叙事的精神下，我发现以下的四个对话进行方向能发挥极大的影响力，带来长效而深刻的改变。

第一：外化问题

在我们的生活当中，问题总是困扰着我们，但在解构的视野中，第一步是试着将问题外化，先关注这个被外化了的"问题"，不是先以熟悉论述来归类此问题的"不好"，而是以尊重的心态去看待。比如对焦虑问题，我通常会请来访者选一个象征物来代表焦虑，这就是一种典型的解构。接着我们就开始与代表焦虑的象征物进行对话。这种对话的操作细节会在之后外化的章节中进一步阐述。

第二：聆听问题的声音

当我们将焦虑的问题外化了之后，就可以开始探访焦虑，聆听焦虑的声音。比如我会问：

- 焦虑是如何来到当事人的生活里的？
- 焦虑最想带给当事人的是什么？

通过这种外化的对话，焦虑这个问题终于有机会走上台面，表达可能一直以来都未能表达出来的想法，焦虑开始可以在被聆听中被好好地尊重。这种对焦虑的全新认识，往往会对当事人带来极大的震撼，好像终于结识了一个一直被当成敌人的朋友，当事人与焦虑问题间就展开了一种新的关系。

第三：解构问题与当事人的历史关系

在聆听焦虑问题的过程当中，焦虑与当事人开始有了更多流动的表达；通过好奇的对话，特别是当事人与外化之后的焦虑问题间的对话，去厘清当事人过去对焦虑的误解与片面认识。接着就可以对当事人与焦虑的关系进行解构，也就是通过对焦虑以及当事人过去关系的聆听，探索和解构其过去的关系。

我们可以展开例如以下的问话：

- 焦虑带给当事人的积极影响有哪些？
- 当事人从焦虑问题上可以学到什么？

在熟悉论述里，很难想象问题本身对当事人会有积极影响，但是通过这种解构的外化对话，我们终于有机会看见问题背后被遗漏的支线故事。

第四：建构问题与当事人的未来关系

在这种解构的对话空间里，当事人可以与焦虑重新展开一种新的关系，特别是一种经过充分理解之后的伙伴关系，而突破了过去熟悉论述对问题局限性定义的束缚。

这种新建立的关系，也就是当事人看待问题的视角，有了更多发展与流动的可能性，比较能够带来长久而稳定的影响。

3. 外化——人和问题间可以有距离

如何通过拟人化的思维和对话方式，打开新的对话空间？

只有在把"人"和"问题"拉开距离后，人们才能从不同的角度来检视问题，进而产生有创意的对话，这是一件非常有趣的事情。

为什么要外化

在叙事理论当中，麦克·怀特特别重视解构的精神，也就是从熟悉论述当中发现没有被看见的珍贵资源。为了把解构精神更完整地呈现出来，他发明了一种称为"外化"（externalization）的技术，用来发挥解构的精神。

接下来我们以"内心慌乱"这个状态为例，谈谈外化的三个方面。

人和问题可以有距离

在外化的观念里，人和问题是可以有距离的，问题不一定需要"附着"在人的身上。也就是说，虽然"我的内心慌乱"，但是"我"和"内心慌乱"仍然是可以分开来看的。

问题可以离我们很远，可以坐在我们旁边，可以站在我们面前。外化试着把"慌乱存在我内心"的这种想法，转化为一种"慌乱可以在外面，与我有一定距离"的看法，慌乱并非不能与人分割。

拉开距离才能有不同的检视角度

外化的目的是：有了距离之后，才能在一定的距离之外，产生一个可以用以检视的空间。将"慌乱"问题与人拉开距离之后，慌乱就成了一个独立的个体，就像我们的一位朋友，这时当事人才可以开始与"慌乱"对话，从不同的角度来认识"慌乱"。

把问题当成独立个体来梳理发展脉络

当我们把"慌乱"外化之后，就能以尊重的态度在对话中慢慢理解到其独立的想法与发展脉络，特别是包括了许多未经外化而没有机会好奇的部分，如此，才能打开对"慌乱"更丰富的理解。

外化是把人的力量调动起来,通过外化,遭遇困顿的当事人可以看见自己的力量,当当事人有了力量,周围的人也会感受到。

外化的影响力

以"焦虑"为例,在大家常听到的熟悉论述当中,倾向于用"内化"的思维看待一位被焦虑困扰的人:

- 他就是容易焦虑。
- 焦虑是他的特质。
- 他之所以会有焦虑的问题,是因为他没有能力,自己处理不好,需要别人帮忙。

这种"内化"的思维会弱化当事人,但是运用前文提到的"外化"思维,就会把问题从人身上分离出来,不再持续将问题看作当事人无助的个人特质。

去病理化 / 去标签化

人们在面对生活里难免会遇到的困扰与挑战时,往往很容易陷入熟悉论述中,给自己或他人贴标签,因而被纳入常见问题的标准处理程序。但是许多标准的处理程序并不完善,甚至有些会造成歧视,这往往造成人们面对问题的无力感。外化的思维可以帮助我们去病理化、去标签化,使当事人便不再等同于那个标签所限制的问题或人。我们并不是否认人存在问题,而是去思考:

- 我们如何在问题中"去问题化"、在病理中"去病理化"?
- 我们如何在标签中陪伴人们"去标签化"?

把问题主导权归还给当事人

有别于专家的思维,我们在外化的思路中,故事与问题的主导权都属于当事人。通过问题的外化,将独立出来的问题做更深刻的脉络梳理,厘清当事人与问题之间的关系之后,问题的主导权已经回到当事人的身上,而不再只是专家独有诠释权。

外化可以把人的力量调动起来,通过外化,遭遇困顿的当事人可以看见自己面对问题的力量。当当事人有了力量,周围的人也会感受到。这样的思维放在家庭关系、亲密关系、亲子关系中都会很有意义、很有价值。

外化不是只能针对困难与问题,美好的情况也可以外化。

什么可以外化

从我多年教授叙事的经验中看,很多人学了外化的思维之后,不知道如何运用,所以我想针对"如何找到可以外化的点"来分享。

运用外化的技术不能够着急,要先好好地聆听、贴近、理解、陪伴,让当事人有机会述说自己想说的故事,佐以我们细致与耐心的聆听,发掘当事人特别重视或是对其影响特别大的故事。

等到时机成熟,也就是等到当事人重视的意图与问题缓缓地呈现后,再逐步展开外化的对话,也就是说外化的运用不能着急。

外化的对话有三个阶段:

(1)将人与问题分开:将当事人与其想谈的问题或重点关注保持距离;邀请当事人有距离地看着这些问题,让其面对问题发声。

(2)陪伴当事人检视问题:与问题分开之后,当事人开始有机会把问题当成朋友一般地看待,而逐步从更多角度展开过去没有机会展开的看法。

(3)陪伴当事人重建力量:在外化的对话中,当事人的故事会由单薄迈向丰满,当事人和问题的关系也会开始产生变化。当事人会对自己与问题的关系有更多的认知,并且面对问题产生创新的力量。

在对话的过程中，哪些是值得外化的"点"？

困难与美好的外化点

依据我多年陪伴人们对话的经验，感受到人们的谈话里常出现一些重要的经验与特质，我将这些汇整成以下两张图，第一张（图3）侧重困难与挑战，第二张（图4）侧重美好的特质。

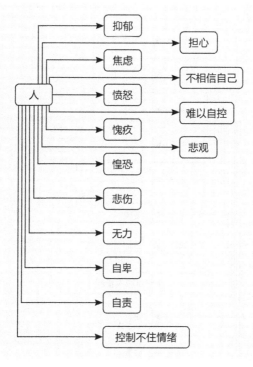

图3

从图3里，会看到来访的人们可能经历着抑郁、焦虑、愤怒、愧疚、惶恐、悲伤、无力、自卑、自责、控制不住情绪、担心、不相信自己、难以自控、悲观等状态，这些就是可以发展外化对话的重要线索。

通过这张图，我也请大家思考：如果认为"这个人就是这样"，便是给他贴上标签，而且会把人病理化，这时就看不到这个人与问题之间的关系。但是我们通过外化，站在问题的另一侧，有距离地看待当事人的各种状态，就能更好地与问题对话，丰富对问题的了解。

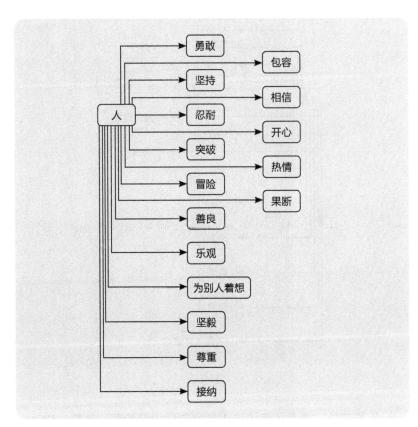

图 4

外化并非只能针对"困难",也可以用在人们"宝贵的特质"上,因为许多人并不太清楚或完全遗忘了自身早已拥有的美好特质。

接下来看看第二张图(图4)。我列出来一些常见,但是又常被人们自己忽略的美好特质,包括了勇敢、坚持、忍耐、突破、冒险、善良、乐观、为别人着想、坚毅、尊重、接纳、包容、相信、开心、热情、果断,这些都是在我过去和许多人对话中截取的重点。例如人们说:"我发现我其实挺乐观的。"如果聆听者没有学过外化,就很可能不会重视这句话。但学了外化之后会思考:"他现在拥有的这种乐观是怎么来的?乐观给他的生活带来了哪些影响?"因此可以开展很多丰富"乐观"的对话。

外化困难的例句

针对外化困难的对话,例如,"我觉得对家人很愧疚",我们可以外化"愧疚"。以下针对"愧疚"分享几种含有解构精神的外化问话,让大家逐步领悟外化的精神,再发展出属于自己的外化对话。

- 这种愧疚是什么时候开始的?
- 愧疚是在什么情况下来到你的生活中的?
- 在愧疚来到你的生活之前和之后,带给你最大的变化是什么?
- 你认为愧疚想表达什么?
- 你认为愧疚希望当事人从它身上获得什么?
- 你觉得愧疚有什么值得被感谢的地方?

我在外化"困难"的对话经验中,感到每个困难都需要被关心、被理解,而且往往可以看见困难背后的心意与善意。在这些困难出现但不被理解的时候,人们以熟悉论述理念持续责怪与打压,并无助于改变。所以我在设计对话的时候,思考的是如何通过外化的对话，关心和了解这些困难，以及如何通过对话协助当事人理解困难，进而接纳自己。

试着不再用过去的思维看问题、贴标签，而使用外化困难的对话技巧，用一种更充满关怀、更宽广的视野理解人们各式各样困难的状态，问题就不再是问题，反而转化成为我们生命里的宝贵资源。

外化美好的例句

外化的对话也可以用于丰富和挖掘人们美好特质的不同方面，例如，"我觉得我是个勇敢的人"，我们就可以外化"勇敢"这个特质。以下几个例句可供参考：

- 你是如何发现自己有勇敢的特质？
- 勇敢来源于何？
- 勇敢的出现对你生活的影响是什么？
- 勇敢的出现，给你周围重要的人又带来了什么？
- 勇敢对于当事人最大的帮助是什么？
- 勇敢希望当事人从它身上获得什么？

通过这些外化的对话，让人对自身"勇敢"的特质有更丰富、更深刻的理解，进而为当事人带来更多新的可能与希望。

我们一般不会这样探索生命中遇到的种种状态与情绪，但是将外化拟人化却让当事人对这些状态有了更深入的理解与体会，才能带出其中的活力与创意。

外化拟人化

外化的对话里，有一个有趣的技术叫"拟人化"。前文提到的"把人与问题分开"，当把问题状态从当事人身上抽离之后，就视问题为一个独立的个体，如果我们给其赋予生命力，进行"拟人化"，这就是一种外化对话的进阶。

拟人化的外化对话通常在咨询的空间里进行，但是我希望大家也可以试着将它融入生活与关系里。外化拟人化最重要的功能有两个：一是能将外化出来的问题赋予生命力，二是能够借以开启当事人与外化出来的问题之间的对话，深化彼此的关系。

将状态赋予生命力

外化拟人化是一种对问题充满创意的对话方式，特别活泼有趣，而且这种对话方式往往能带来当事人被问题感动的意外效果，是一种"以问题为师"的反向思考。同时容许助人者观察到当事人与这个困扰状态相处的特性，开启未来关系发展的可能性。

以"焦虑"为例，一般人会说"我很焦虑"，但是在外化拟人化的对话中，我们可以视焦虑为独立个体去发展问话，并且由当事人替焦虑发声：

- 焦虑到底想说什么？
- 焦虑想如何介绍自己？
- 焦虑被误会的地方有哪些？
- 焦虑想要当事人如何与它相处？
- 焦虑想要带给当事人什么？

试着把"焦虑"当成一个独立的个体，赋予"焦虑"生命力之后，再进行对话，梳理焦虑的思路，让当事人听到自己从来没有机会听见的声音。

进行人与状态之间的对话

问题可以有很多方面，其中常见的是状态。下面这部分我以"状态"为例来具体解释。当我们将"状态"赋予生命力，使它不再附着在当事人的身心里，把它外化出来之后就与当事人产生距离，因而容许当事人与这个状态对话，这时当事人就可能产生新的想法，而不是只停滞在过去的绝望当中。

要进行人与状态的对话，首先是找到可以外化的"点"，再以拟人化将其赋予生命力。若当事人不了解外化拟人化，可以稍微向当事人介绍这个做法并征求其同意。以外化"害怕"为例："接下来我想请你帮忙，把'害怕'当成是个有生命的个体，然后我来询问它，你试着帮助'害怕'来表达。"如果对方觉得这个方法很怪、不想进行，我们也要尊重，否则效果不佳；通常建议在对话进行了一段时间而且咨询关系已经建立之后使用。

在外化拟人化的技巧里，我们可以用一个象征物来代表外化的状态，这样进行对话会更具体，也较容易进行。

我想分享发生在我工作坊当中的一段对话，来访者表达了对自己深深的自责，我想以那一场对话中的问话作为外化拟人化的例子。在那场与"自责"的对话中，来访者选择用抱枕来扮演"自责"，我是这么问的：

- 自责，你好，你有没有想给自己取个符合你意愿的名字？（让来访者替它取名，没有也没关系。）
- 自责，谢谢你今天愿意和我对话，你以前有没有机会出来说说话？（先谢谢这些状态愿意跟我们对话，也让来访者看到我们在对"自责"去病理化。很多的情绪和状态，从来没有机会表达出来，所以有机会出来说说话，是一个很感人的时刻。）
- 今天可以出来说话，你现在的感觉是什么呢？
- 自责，你要不要聊聊是什么让你走入当事人的生活中？你最想带给当事人的是什么？
- 原来你想帮当事人，而不是伤害当事人，能够如此表达你对当事人的心意，你现在的感想是什么？（在我和很多人谈论其自责的时候，发现自责背后都是当事人希望能够更好、更进步的意图，所以设计了这句问话）
- 可以问当事人：你听到自责对你的善意，感想是什么？可以如何感谢自责？
- 当事人的感谢，又会为自责带来什么？
- 经历过这场对话，以后当事人看到自责再出现时，当事人与自责的关系会有什么不同？

最后我还请来访者给"自责"（抱枕）一个拥抱。

外化的象征物

根据我多年来的经验,我发现进行外化的对话时,有许多物品可以作为象征物,大家可以选择自己喜欢的象征物,这也是一种创造的过程。

以下列出一些我曾经在对话中使用过的象征物:

- 随身物品:若没有特别在事前准备,可以用随身物品来作为外化状态的象征物,例如笔或手机。
- 家具摆设:空间中的家具摆设,例如抱枕、椅子、桌子、盆栽等。
- 玩偶:对话中可能有很多沉重的议题,如果能给这些不易探讨的生命议题加入一些有趣的元素,对于思考会很有帮助,玩偶就是一种选择。
- 蜡烛:通常对话时我会点蜡烛,有带来温暖与流动性的效果,因此这也是我常使用的外化拟人化象征物。
- 画图:有时候人们觉得生命状态用语言不易描述,我们也可以邀请当事人画出来,然后作为外化的象征物。
- 舞蹈:有时候,外化也可以通过舞蹈动作来表达,我们再将这段舞蹈作为外化的象征物。
- 花朵/树:有别于前面使用的工具,树木与花朵是植物,是有生命的,植物的生命状态,可以来协助我们进行更有想象力的对话。
- 大自然:对话的时候并不总是在室内,当我在大自然中与人对话时,我会运用各种景物作为象征物。大自然蕴含了许多不同的特质与力量,我们可以借助大自然的状态,协助我们展开对话。

打开对话空间，让两极的状态都有机会表达，通过两种对立特质拟人化的对话，往往能够使当事人产生出从矛盾到互相协调的惊喜力量。

对立和多元的外化对话

当人们在生活中陷入两极化的思维时，我们可以如何对话？

当人们的生活中同时有多种的情绪，我们又要如何对话？

我曾经在访谈的对话当中，进行了针对一种状态外化的探索之后，当事人又抛出另一种对立的状态，因而产生矛盾，我发现后顺势引导两种对立的状态进行拟人化的沟通，往往会产生意想不到的、令当事人惊喜的效果。所以外化的进行并不局限于单一的议题，有时充分利用几个对立或互补状态的拟人化沟通，也是助人者的一种创意发挥。

对立的外化对话

曾经有位年轻人和我探索存在于他内心的两种对立状态，一个是怀抱希望的状态，另一个是无力的状态。他对于同时有这两种状态感到纠结，虽然他对生活抱有希望，但是无力的思维也常常跑出来，把他从希望感中拖走。

听到他的分享，我当时就觉得不只需要好好地听见"希望"的声音，也要好好关心"无力"，不能偏心只想看"希望"，而是需要让"无力"觉得，它的出现也是重要的，是需要被尊重的，同时也不可以带着病理观看"无力"。因此,当时我就带着要同时珍惜"希望"和"无力"两方面的声音的想法,展开了与这个年轻人的对话。

我用两个玩偶扮演"希望"与"无力",引导出包括当事人在内的三者的沟通与对话。最后这位年轻人自己跳出来说:"我以前喜欢希望,讨厌无力,觉得无力让我下沉,失去力量。今天看到无力其实也在找机会给希望帮忙,不想我一直无力。我突然觉得不用那么讨厌无力了,无力让希望有机会锻炼自己,无力不是我的阻碍,希望和无力可以互相帮忙。"当时我内心特别感动,觉得他找到了让希望与无力共处的方式。

多元的外化对话

很多年前,我和一群热爱叙事的学员分享对立的外化对话。其中一个学员突然惊喜地大声说道:"老师,我有八种情绪,以前都不知道怎么面对。通过你示范这个对立的外化对话,现在我知道可以如何和这八种情绪对话了,我不需要害怕它们、讨厌它们,而是保持好奇。我可以找八个玩偶分别对应每个情绪,来试试情绪之间也许可以互相帮忙、互相对话。"那一幕的场景我一直记得,大家都很兴奋,有种豁然开朗的感觉。

所以,把对立的外化对话扩大到多元的外化对话也是可行的。就算同时有好几种情绪需要处理,也可以分别选择好外化的象征物,让这些状态可以像是一群朋友,互相倾诉、互相理解、互相关心、互相支持,进一步产生新的交流与互助的可能。

4. 特殊意义经验——找到故事中的宝藏

生活里很多事情背后的特殊意义经验可能是什么？
我们如何看到故事背后，每个人重视的心意、努力和坚持？

故事里一定藏有宝藏，也就是叙事强调的"特殊意义体验"。它们蕴含在故事当中，有待发掘。

找到藏在故事中的宝藏

特殊意义体验（unique outcome），过去翻译成"特殊意义事件"，这几年我们在翻译的时候，觉得改为"特殊意义体验"意蕴会更丰富，当然两个名称都可以使用。

特殊意义体验就是故事中的宝藏，是可以带给人们支持与力量的。寻找特殊意义体验是叙事里常用的技巧之一。

宝藏其实无处不在

叙事强调每个人都有很多不同的故事，甚至不同时间与情景也会带来不同的记忆陈述。通常，当人们想要帮助自己或他人时，往往一开始会觉得故事很复杂、充满了麻烦与问题，并不知道这个复杂的故事里其实隐藏着宝藏。叙事的理念，就是坚信在看起来不可能找到任何价值的故事里，一定可以通过持续不懈地努力，细细探索出隐含的可能性，发现可能性的闪光点无处不在。

在实际操作上，要发现故事中隐藏的特殊意义体验并不容易，我们需要在不断耐心聆听他人的故事中练习，培养出对特殊意义体验的敏感度。在学习过程中，可以慢慢练习着看身边人的闪光点，让这种"发现宝藏"的能力在生活里成为一种自然的表达。

寻找宝藏的对话

当人们深陷困难的情境，也就是困难故事背后的特殊意义体验还未被发现时，若能通过发掘宝藏的叙事对话，有机会挣脱泥沼，获得可能的支撑，提供给人们继续往前走的机会。

我想用一个实际案例，来阐述如何在困难的故事中找出特殊意义体验。

几年前，在一个工作坊上，现场有位学员问了一个让我印象深刻的问题，她说："老师，我怕黑怎么办？我本来小时候是不怕黑的，但是小学时听人讲过很多鬼故事，所以开始怕黑。"结婚后，如果先生出差不在家，她就会很害怕。

其实很多人都有类似的烦恼，特别是觉得自己都已经长大了，怎么还那么怕黑？

我在与她对话的过程中，首先对怕黑做更多的理解。她提到了怕黑的起源，主要来自小时听过很多鬼故事，接着就开始对黑暗处有了可怕的想象。我们一同探索了怕黑背后可能隐藏的特殊意义体验，结果发现，怕黑这个状态其实来自这个学员自我保护的意图。最后我用一个玩偶作为"怕黑"的象征物，进行外化拟人化的丰富。

一般而言我们多数会抗拒或消极评价"怕黑"的行为，但是在这个对话里，我们探索怕黑背后隐藏的价值，也就是自我保护。

经历了这场对话之后,这位学员掉下泪来,她说从来没有从这个角度看待过自己怕黑的问题,也没有看到怕黑的背后还有这么深层次的故事,特别是隐藏着保护意图的特殊意义体验。她平常总是对怕黑有负面的想法,一直都没有看到怕黑背后的特殊意义。现在可以如此看待怕黑,她觉得未来再面对怕黑,也不会那么负面了,也就是她的"怕黑问题"已经从被动地害怕,转变为主动地自我保护行为了。

在被淘汰、被遗忘的故事中,往往藏有重要的特殊意义体验。

特殊意义体验的三个核心理念

在寻找特殊意义体验的练习中,有几个叙事中重要的核心理念。我想用一开始在"导论"篇里引用过的故事来举例。

在这个故事中,我们描述了一位从萨尔瓦多移民到美国的单亲妈妈如何找到自己的力量、找回其独特却被忽视的经验。在美国文化视角里,她可能被视为失败的移民,但是从移民的角度来看,她是一位勇敢的、愿意克服困难、努力适应新文化的女性。这样的观点,对她的抑郁治疗起到了很大的作用,让她越来越有力量。

用解构的视野寻找"闪光点"

聆听故事时,我总是在思考如何发现人们生活中的"闪光点",也就是生活中的特殊意义体验或事件。

当我们带着解构的视野,靠近人们隐藏的、不为人知的闪光点时,就会发现人们的眼神开始转变,从不确定转为坚定自信,因此,能够不断努力地寻找人们生活中没有被看见的闪光点,是一件极其有意义、有价值的事。

在与那位萨尔瓦多妈妈对话的过程中,我们通过不一样的好奇,贴近她的实际生活,寻找她的闪光点。例如,这位萨尔瓦多妈妈从经济较落后的国家移民到发达国家，就像许多人从乡镇来到城市，可能觉得自己很多地方不如城里人。但是如果从解构的视角来看，我们可以思考：

- 是什么让人们愿意从乡镇来到城市打拼？
- 从乡镇来到城市，希望对家乡带来怎样的帮助？
- 孩子跟着大人移民到城市后，希望孩子可以收获什么？

如果用平常的熟悉论述来看待，就看不到这些闪光点。所以想看到特殊意义体验，一定要有解构的视野。

当我们可以找到特殊意义体验或闪光点时，就可以运用后面章节中会讨论的"搭脚手架"技术来丰富它们。如果适合的话，也可以整合"外化拟人化"的对话方式，达到更好的效果。

找回独特却被淘汰的经验

在寻找特殊意义体验时，我们还可以多看看那些独特却没有被纳入人们经验里的、被淘汰的故事。

例如，这位萨尔瓦多的妈妈大可以回到自己的国家，或许日子会比较好过，但是她为何坚持待在异国？我们可以探索她是怎么想到要移民的，又是如何在人生地不熟、自己英文不好的情况下，还坚持在美国生存下来的。从这些角度就可以协助她看见自己的坚持、自己的独特，协助她找回以往没有被注意到的特殊意义体验。也就是在熟悉论述中看到的是失败的移民母亲，但在叙事的视角下，我们能够陪伴她找到自己独特却被主流淘汰的特殊意义体验。

为自我生活的主导权发声

经过了对这些特殊意义体验的丰富之后，我们发现了这位萨尔瓦多母亲移民的意图与其背后的力量，而原来的抑郁问题，也不再是她故事的重点,她逐渐产生了自信,并且主动提议,想把她移民的奋斗故事,用西班牙文写出来分享给其他移民。

从这个例子可以看出来,当我们陪伴人们从那个看起来困难重重的故事里,慢慢看到其重视的价值与目标、找到了生命的主导权之后,人们就能够自主地展望未来,并且积蓄一股持久的力量。

特殊意义体验里的矛盾提问，会让人们看到他们在辛苦当中，早已大量积蓄的心意与力量。

矛盾取向特殊意义体验

从助人与自助的多年经验中，我发现在寻找特殊意义体验的对话里，矛盾取向的特殊意义经验，一直是最能启动变化发生的对话技术。

矛盾取向的特殊意义经验，指的是人们在陈述面对困难的情况时，我们通过仔细聆听，总会发现当中"逆向而行"的故事线，也就是另一个与困难故事平行，却充满了能量与希望的故事，和困难故事基本上是互相矛盾的。这种相互矛盾的故事往往不为当事人觉察，这就是我们寻找的矛盾取向的特殊意义体验，也可以称其为矛盾取向的闪光点。

接下来我用六个例子，来阐释寻找矛盾取向特殊意义体验的思路与做法。

吵架的背后是爱

多年前，一位母亲在课堂的小组练习里谈到，她与正处在青少年阶段的女儿总发生争执。当时小组伙伴们的进展因为针对争执的对话而停滞不前，我觉得这是个学习矛盾取向特殊意义体验的机会，因此抛出了一句："你提到经常和女儿吵架，但我在你们吵架的背后,似乎看见了你对女儿的爱,是这样吗?"当时那位母亲就拼命点头,接下来描述了更多她与女儿的关系,对女儿的关爱,以及女儿的贴心。接下来,她的整个描述开始从困扰与烦恼走向自信与希望,当时小组其他学员也顿时从停滞不前的困难故事中解脱出来。

不被理解但还是持续付出

曾经有一位身为人妻的学员参加了我的一个工作坊,交谈中她说到,她很痛苦,婚姻里有许多的矛盾,也觉得丈夫不够理解自己。她也分享了其他许多生活上的故事,我看到了她对家庭、对孩子的付出,是一位很愿意关心家庭的妻子与母亲,工作上也很得主管的赏识。我当时看见,不被丈夫理解和她对家庭的关心、对工作的尽心,是两条不一样的故事线,因此我开始展开探寻矛盾取向特殊经验事件的问话:"你不被丈夫理解、过得这么痛苦,怎么还有能量关心家庭、努力工作?"

有趣的是,因为这个问题,她开始叙述更多与丈夫认识的经过,别人介绍他们认识的时候,大家都觉得他们两个特别般配,她接着谈了许多丈夫的优点,包括了人品好与负责任等很好的特质,由此开展了不一样的故事。结束时她说:"我的丈夫不理解我,但是我又何尝理解他呢?其实我也应该试着去理解他吧。"

缺乏母爱但给予母爱

许多人觉得童年时感受不到母亲的关爱,觉得孩提时代过得特别辛苦。我曾经与一位年幼时缺乏母爱的年轻妈妈对话,谈了许多她的童年经历,以及现在养育小孩的过程。当我问她:"为什么你小时候缺乏母爱,现在却可以这么爱孩子?"我就是运用了矛盾取向的问话技术，结果她回答道，虽然自己从小母爱缺失，但因为自己的未曾得到，反而更能够理解孩子的需要，更明白怎么去关心孩子。最后我还问了她："虽然童年很苦，获得母爱比较少，但童年的你若看到未来的自己能这样做妈妈，童年的自己被长大做妈妈的自己最感动到的地方在哪？"这里我使用了后续章节会提到的"跨越时空的对话"，来挖掘这个矛盾取向特殊意义经验。

在困难中勇敢面对

这几年我陪伴过很多的父母，主要是母亲，解决他们不知如何帮助孩子课业困难的困扰。我发现，父母学习使用矛盾取向的问话，对解决这一问题很有帮助。例如，我们可以问孩子："爸妈知道你在学习上遇到了困难，你觉得自己有哪些优点可以帮助自己？你觉得爸妈做什么或不做什么，对你会最有帮助？"很多家长学了这种问话之后，就可以陪伴孩子看到他们自己的潜力，看到他们可以如何在困难当中，仍然坚强勇敢并发挥潜力去面对。如此一来，孩子在面对课业的时候，不再是处于长期被贬抑、被怀疑，甚至被否定的状态，而是被父母陪伴着挖掘自己面对问题的勇气与力量。

挑战不断依然坚持不懈

许多跟我学习叙事多年的学员，分享过他们带着叙事的理念逐渐理解自己父母的故事。看到父母在生活里的艰难，开始与父母对话："经历了这么多的挑战，你们是如何撑起这个家的？是什么让你们坚持下来的？又是哪里来的力量？"

当然这样的问话，也许不符合我们一般的对话习惯，但是看到学员有机会在叙事的思维里浸泡，学会了用这种矛盾取向的问话技术去请教父母，父母往往会得到很多意外的鼓励与支持，甚至开始分享更多家族故事，给子女带来更多的力量与感动，进而改变家庭的关系与氛围。

夫妻不和但都关爱孩子

在进行婚姻咨询时，我常看到夫妻虽然关系不和，但是他们对孩子仍然保持关爱，继续全力支持孩子的成长。这时，我会采用矛盾取向特殊意义的问话，例如："你们夫妻关系不好，是如何在这种关系里，仍能够共同支持孩子的成长的？"有时候这种矛盾取向的问话，会通过夫妻关系的闪光点，跨越夫妻的不和，协助夫妻看到双方为人父母时那种本真自然的爱，这种爱也会让夫妻看到共同的目标，而这个目标能跨越彼此间不和，也就是在"关系不和"与"关心孩子"之间，打开一些新的空间。

以上通过六个例子，带大家看到运用矛盾取向特殊意义体验的问话思路。在我的经历里，采用这样的问话后，许多人就好像力量被重新看见。当然，这样的问话，需要先建立关系，经过一定程度的了解，等到时机成熟时再运用，才能更好地带来转化的作用。

5. 搭脚手架——从无到有的过程

什么是搭脚手架？
我们如何搭建生命的房子？

"搭脚手架"是盖房子时的架构阶段，如果我们把生命的发展也比喻为盖房子，"搭脚手架"就是一个让生命发展稳固的重要基础。

▍认识"搭脚手架"

"搭脚手架"（scaffolding）在叙事里是对话的"起手式"，我很喜欢它在叙事里所带来的那种积极建构力。

"搭脚手架"是盖房子时的架构阶段，如果我们把生命的流转也比喻为盖房子的过程，"搭脚手架"是让生命发展稳固的一个重要基础。

如果生命是一幢房子，如何从无到有盖起来？盖房子需要具备哪些要件？盖房子是从一块什么都没有的空地开始，打地基、搭脚手架、灌水泥……做各式各样的工作，最后让房子可以平地而起，这是一般盖房子的程序。

如果我们现在要盖"生命的房子"，可以用孩子的发展和成长做比喻：我们养育孩子，也是在培养、在"盖"孩子"这幢房子"；

我们的理念、关心以及各种教养方式,就好比一砖一瓦地"盖";如果我们在"盖"的过程中,遇到困难就停止"盖"下去,那么房子会荒废,孩子的发展也被放弃了。

那"生命发展"的房子要怎么"盖"呢?搭脚手架在叙事里面要"盖"的是什么?我们要如何"盖"出独特的生命房子?

如何搭建"生命的房子"

建构生命的积极信念

我被搭脚手架这个概念所感动之处,是它的积极性以及对生命的相信,特别是其有步骤、有方法的建构力量。在盖生命的房子时,可能有人会说:"这个房子盖不起来了,因为它有太多问题,别盖了,没希望了。"

然而,不论其他人是怎么看待这幢生命的房子,即使很多人想放弃,叙事也不会放弃生命发展,叙事总是很积极努力地把生命的房子"盖"起来。

在我多年的访谈经历里,常听到来访者说:"很多人都对我失去了信心,连我自己都放弃自己了。"他们的生命房子好像在很多人眼里是没办法"盖"起来的,而这种看法很容易传染给当事人。但是在叙事思维下,我们会慢慢地陪伴着当事人,把别人觉得不可能盖起来的房子,继续盖下去。这种带着希望与步骤的重建,就能重新拾回人们对生命发展的信心。

起源于儿童心理发展

搭脚手架这个比喻,最早是苏联儿童心理学家维果茨基(Lev

Vygotsky，1896—1934）提出来的，他用这个概念来描述儿童的发展阶段。

他认为，不同年龄的儿童，大脑的发展还处于慢慢成熟的阶段，所以大人要怎么样逐步带领孩子，从其所在年纪"熟悉的层次"入手，认识和学习关系、情感、认知以及对身体的理解等，慢慢陪伴孩子适应性成长。特别要注意的是，维果茨基认为，每个孩子都有其独特的"潜在发展区域"有待开发。

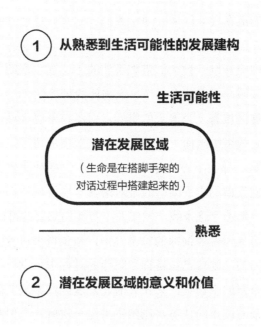

图 5

如图 5 所示，最下面是孩子在不同层面熟悉的一切，最上面是生活的可能性，二者之间就是孩子的潜在发展区域。每个孩子在成长的过程中，不同阶段都会有一定的潜在发展区域。大人应如何陪伴他们,从他们原本熟悉的范围当中,慢慢地发展出他们独特的力量与行动呢?

如果在带领孩子的过程中,他们有不明白之处,我们就要放慢,先让他们多靠近自己熟悉的事物,然后再根据这些熟悉的慢慢增添、丰富新事物,好好陪伴孩子发展属于其自己的潜在发展区域。

在叙事中运用搭脚手架

麦克·怀特受到维果茨基的启发,认为在叙事对话当中,也可以看到人们的潜在发展区域。通常人们一定有自己熟悉的认知、困境或是挑战,但永远都在想要实现但还没有达到的状态。通过叙事的对话,我们能够以一种类似搭脚手架的手法逐步帮助人们开发其潜在的发展区域,拓展并丰富当事人想要的可能性。

潜在发展区域有一个很大的空间,而潜在发展区域在叙事的思维中,也就是故事中隐而不现的部分。从叙事的角度来看,每个人的困境与现状,都在下方"熟悉的区域"。叙事对话要做的,是想办法搭起人们生命的脚手架,通过对潜在发展区域的探索,陪伴人们逐步跨过"熟悉"这条线,发展并丰富他们想要的可能性。

我曾经督导一位咨询师的家暴案例,她觉得来访者面对家暴的情况是很无力的,她自己在咨询和陪伴的过程中也觉得很无力。她想通过叙事来帮助来访者,想在其潜在发展区域中来突破这种无力感,这种复杂与沉重的任务,当然不可能一次解决,但是,在这些复杂的线索当中,"无力感"是第一个浮现出来的情绪。

由于这位咨询师在对话的过程中,分享了自己过去也经历过家暴,面对这种对双方都充满挑战的议题,我发现重建的"第一块砖瓦"必须是对咨询师"无力"的处理,所以接下来的对话我就顺着"无力"这个议题,对咨询师现在对来访者的无力以及对自身家暴经历的无力，逐步做更多的理解与挖掘，先打好底层的脚手架，才可能帮助她的来访者。在对话的最后，这位咨询师终于发现了如何为来访者的潜在发展区域做出更贴切的规划，也就是怎样搭好接下来协助重建的脚手架。

搭脚手架的理念

我们对搭脚手架有了初步的了解之后，实际上的运用仍然需要不断地探索以及练习。但在探索与练习之前，我还想分享搭脚手架的三个理念，来帮助大家建立不放弃的信念和助人的信心。

首先，面对问题时，我们极容易无视人们潜藏的力量与资源，而顺应了来访者对自我的否定，也就是一种对资源与期望的消解。叙事对话的精神可以通过陪同来访者设定好目标，再按部就班地搭好脚手架，逐步靠近来访者隐藏的资源，也就是一个从无到有慢慢积累的过程。

其次，问题的呈现让人们进入一种失望的状态，但通过搭脚手架的过程，人们可以开始看到小小的希望与未来的可能，也可以通过外化的方式体验希望，与希望对话，进而逐步走出失望，走向希望。

最后，学习叙事搭脚手架的对话，也是在坚定对"人存在改变可能潜力"的信念。用这样坚定的信念陪伴自己，协助他人，会带来很多新的流动。以三句话来总结我多年来对搭脚手架的深刻体会，搭脚手架就是：

- 一个从无到有的过程。
- 一个从失望到希望的过程。
- 一种坚定不移的相信。

搭脚手架的问话技术

接下来,我们要谈谈搭脚手架的技术,也就是如何以"一砖一瓦"的精神实际操作。

在叙事视角下,我们不会因为可能性还没有发生,就认定了可能性永不存在。通过搭脚手架的对话,叙事陪伴人们从自己熟悉的理解,渐渐迈向不熟悉却充满可能性的思维和行动。也就是说,我们不会停留在目前熟悉的状态,而是相信有潜在的发展区域,通过搭脚手架,陪伴人们逐步探索新的可能,使人充满希望。

麦克·怀特根据维果茨基的发展理论,提出了叙事的搭脚手架问话架构。根据维果茨基的理论(图5),下方横线以下代表"熟知",是人们熟悉的一些想法与状态,上方横线以上代表"新的可能",两条线中间就是潜在发展区域。搭脚手架的问话,就是不断地拓展两线之间的潜在发展区域。

当我们与人对话、开始搭脚手架的时候,通常先从问话层次的最底层开始,也就是接近人们比较熟悉的状态,再慢慢往上搭,每一层的问话都有一点小小的变化,这种一点一点的变化,就像搭盖房子的脚手架,逐步陪伴人们向上拓展,拓展出更多的可能性。

当我们从来访者的熟悉状态开始访谈时,问话要尽量贴近对方所叙述的词语或状态,试着发现对方的渴望与其未来逐渐发展的可能性,也就是所谓叙事中的"闪光点"与"特殊意义体验"等,探索初步的可能性。

缺乏自信是一个很常见的求助议题,我们就从"缺乏自信而期待未来变得更加自信"出发,开始逐步以叙事搭脚手架的层次问话,剖析如何以问话来帮助来访者从熟悉的状态(缺乏自信),逐步探索潜在发展区域,从而进入新的可能性(希望变得更有自信)。

搭脚手架的对话过程，要设计一个热身的准备期，为了准备协助来访者开发自信的可能性，可以进行一连串的搭脚手架对话：

- 热身的准备问话："你提到多年来一直缺乏自信，不知道如何让自己变得有自信，是不是可以说你希望变得自信一些，但不知道怎么开始才好？"
- 第一层问话："希望变得更自信是个新的想法，还是已经想了一段时间了？"
- 第二层问话："你希望变得更自信，指的是什么？"
- 第三层问话："你生活里还有哪些事情，也让你希望变得更自信？"
- 第四层问话："当关心你的人看到你变得更自信了，会如何看待你生活的变化？"
- 第五层问话："当你变得持续自信，你的生活会有怎样的变化？你在生活中会怎么做？"
- 第六层问话："对你生活中的持续变化，你认为关心你的人会怎么看待？"

搭脚手架的问话整体要很自然，不要偏离来访者当下的思维太远，要让其觉得靠近自身经验，同时比来访者原来的描述多一些新的好奇，有一点不同，但又能答得出来。

- 第一层问话：推动的是"闪光点"出现的时空；
- 第二层问话：对这个闪光点下定义；
- 第三层问话：试着拉近闪光点和来访者生活的关系；
- 第四层问话：邀请来访者生命中重要的观众见证此闪光点；
- 第五层问话：就闪光点的持续发展，与来访者对未来生活的影响与变化做探讨；
- 第六层问话：强化重要观众，对来访者闪光点在未来生活中的持续变化做出见证。

这些逐步进行的对话，包括了时空、定义、生活关系、见证者、未来变化，也就是一个完整的搭脚手架示范，但其问法与次序容许更多的弹性与创意。

很多时候，我们在生活里可能突然有新的发现或体验，但就停在那儿，没有更多地琢磨。通过搭脚手架的对话，可以丰富原来很微弱的特殊意义体验或支线故事。最后我想说，通过搭脚手架的问话，花些时间慢慢地搭，就可以将新的体验，从一个简单的发现，建构出一些更丰富、更具象化的体会与实践。

6. 想象力——成为对话的艺术家

在生活里,你和想象力的关系是什么?
你如何看待白日梦?

助人也是一种艺术,需要发挥想象力。小小的白日梦也有逐步实现的可能。

想象力的四个要点

在学习了叙事的哲学观与实践技法之后,如何带着叙事的精神,发挥想象力陪伴自己、周围的人以及来访者?如何发挥叙事的想象力呢?接下来分享几个我多年来体会到的心得。

不要小看白日梦

麦克·怀特在 20 世纪 90 年代的一次讲课,让我印象特别深刻。他说:"别小看白日梦!在叙事里,白日梦是很重要的,可能一般人会觉得白日梦只是在胡思乱想,不是个好东西,但白日梦其实是有价值的,不要小看那些看起来梦幻般的东西。"

我们可以借由叙事的对话,把那些微小的、梦幻般的念想,也就是白日梦,通过我们的想象力,逐步落实,成为我们生活的一部分。

叙事从不放过任何或大或小的白日梦，不放过人们故事中的闪光点，即便是很微小的星光，都会去追逐和努力，并用搭脚手架的对话来发挥想象力，让那个所谓的白日梦，可以一步步落实、成真。

用趣味拆解沉重

通常来访者都带着沉重的议题开启对话，这时我们可以多运用想象力，在叙事的对话里，用比较轻松、有趣的方式，面对看起来沉重、困难的事物，用一种趣味新鲜的方式，缓缓地帮助来访者打开对话的空间。通过解构、外化和拟人化等对话技巧，例如利用象征物展开关系对话，可以化解沉重感。

在对话中融入多感官的想象

我在与人们对话的时候，尽量让想象力自然地流淌，而不局限在既有的思维和空间里。我把人们在谈的一些概念，变成三维空间的一部分。例如，本来在谈论担心，但是我曾经如此问道："如果担心就坐在你旁边，你会怎样和它对话啊？你要不要摸摸它？看看它？"这就是把多感官的想象融入对话中。

用想象力突破既有限制

想象力不否定既有原则，而是在这些原则之外，注入我们的想象力，带来更多新鲜的思路，以突破既有的限制与束缚。

很多人都说，艺术家需要想象力。其实任何创作都需要想象力，在叙事的实践里，也需要运用想象力。就如同很多学员曾经给我的反馈所说：好像学了叙事之后才开始发现，原来可以如此创造新的可能性，给生活带来更多的惊喜。叙事可以让我们成为"生活的艺术家"，也让我们成为"对话的艺术家"。

7. 见证——愿意被故事启发

我们如何看待他人的故事？

叙事见证是被故事启发的过程，是自我认同的再建构，往往能带给受访者与聆听者多重的感动。

什么是叙事见证

叙事见证，是在聆听人们故事的过程中，愿意被人们的故事启发、看见故事带给人积极作用的过程。不一定是完美的故事，就算是困难的故事，只要我们愿意用心聆听，都会有带给我们启发的部分。叙事见证拒绝对困难故事"无能为力"，而是愿意被故事启发。

叙事见证始于谦虚的态度

学了叙事后，我们在聆听故事的时候，会怀着一种谦虚的态度，体会琢磨故事可能带来的作用与启发。

我认为以下几种思考角度可以帮助我们打开叙事见证的对话空间，包括：

- 故事中，当事人难能可贵的是什么？
- 故事的当事人不容易的是什么？

- 故事可以让我们学习到什么？
- 故事带给我们什么启发？

麦克·怀特特别强调，叙事见证并不是以"啦啦队"的方式来进行，因为啦啦队往往会表达出夸大的赞赏，但这未必能贴近当事人的脉络，或者会过多掺入聆听者的主观喜好，而且会进行得太快。

在解构的视角下进行叙事见证

叙事见证是在解构的视角下进行的，如果带着熟悉论述和主流论述的标准与结论去看待，见证会很难进行。

有了解构的思维，我们才会开始检视人们可能的陌生论述，以及人们的地方性故事。以解构的视野看待人们的故事，我们才更能够见证，看到故事带给我们的启发与贡献。

我也常常把叙事见证的精神放在我与学员的相处之中，当他们愿意跟我讨论生活或是个案中的困难时，我总是说："虽然老师没有经历过这样的困难，但是你愿意与我分享，也在让我学习，带给我很多的反思与触动。"

当学员听到我这么说，就会感觉到原来提问也是有价值的，提出问题并不代表自己不行。当我们把叙事见证的精神融入师生关系中，学员就会看到，困难也是有价值的，可以给双方都带来学习的机会，提问者也是值得被尊重的。

去病理化、去标签化、去中心化

要用去病理化、去标签化、去中心化的思维，才能做到有力的叙事见证。去病理化就是不再带着熟悉论述的病理观看待人们的故事；去标签化就是不急着以熟悉论述下定义，不给讲故事的人贴标签；去中心化，就是我们不再是当事人生命故事的专家，当事人才是故事与诠释的拥有者。有这三种积极的反省态度，才能促进叙事见证对话的开展。

故事通过见证之后,会更加丰富,故事的当事人往往突然发现,本习以为常的故事,也有它的意义与价值。

见证问话四部曲

在见证的对话空间里,受访者之外还有几位受邀的见证者,在访谈之后,访问者会邀请见证者分享他们对受访者故事的叙事见证。

一般而言,我们会找朋友、家人或其他专业工作者做见证。如果条件不允许,或是想让见证问话增添趣味,也可以使用象征物来作为见证者。

麦克·怀特设计了一套访问者对见证者的问话,包括四个部分:

第一:触动

第一部分问话是请见证者分享,在听了受访者的故事之后,内心有所触动,可以这么问:

- 你印象最深刻的是什么?
- 最让你触动的地方在哪里?

第二:象征

第二部分,询问见证者在聆听受访者故事的时候,是否联想到了某些图像或比喻等象征。

- 你看到受访者有哪些可能的信念与价值?

- 你怎么理解这些比喻与受访者信念的联结？

例如，当见证者听到受访者故事的时候，让见证者感觉到：受访者的努力好像是一匹马，或者是一条河流，或者像宽广的海洋，或者像稳固的大山，这些都可能是在我们聆听的时候，脑海里会浮现出来的象征。丰富的象征往往更能够打开故事更广阔的空间。

当然见证者如果脑中一时没有图像也没有关系，仍然可以描述所体会到的受访者重要的信念、行动、价值，这是一种愿意深刻地理解受访者在乎的事物，就算受访者不一定有完美的表达，但因为见证者的用心，还是可能丰富受访者未完成的表达。

第三：共鸣

第三部分问话，邀请见证者提出共鸣的感想，也就是听了受访者的故事之后，见证者受到触动而带来的想法，目的是把受访者故事与见证者形成联结。例如：

- 这个故事有没有让你联想到自己过往的一些经历或故事？

往往受访者在听到自己的经验带给他人的启发之后，会产生一种满足感，原来自己微不足道的故事竟然可以对他人带来贡献。

第四：迁移

第四部分是迁移，也就是见证者听了受访者的故事之后，给自己未来的生活会带来的新的思维、新的感觉、新的目标、新的计划或新的行动。

完成了见证的四部曲之后，访问者会再访问故事的受访者对这些见证者反馈的感想。麦克·怀特将完整的见证历程分为三个阶段，也就是受访者的故事陈述（telling），见证者对受访者故事的再陈述（re-telling），最后受访者对见证者再陈述的陈述（re-re-telling），每个阶段的陈述均不断丰富着受访者的故事以及故事带来的启发。

在我多年的经验里，当受访者经历了四部曲的完整见证历程之后，往往会觉得原来自己的故事不是"没什么"，而是会引起这么多的共鸣，会带给别人意料外的价值，所以见证的实践会丰富受访者的自我认同。

在叙事见证的实践里,观众扮演着重要的角色,我们可以运用想象力,让万事万物都成为受访者的观众。

创意的见证者

在见证的实践当中,谁可以作为观众?当我们想到观众的时候,一般会想到周围的人,但我想请大家用想象力来增加更多可能的观众,让更多新的观众创造更多可能的见证。

象征物

有时候没有第三人在现场,我们可以就地取材,通过外化拟人化的象征物来作为见证者。当然这些象征物不会说话,但是我们可以邀请受访者借助外化拟人化的概念来替象征物发声。这些象征物可以是玩偶、抱枕、花、树、蜡烛、星星,等等。

不同时空的自己或他人

我们也可以邀请另一个时空的自己或他人来做见证。比如,我们可以请童年的自己或者过世的亲人来见证现在的自己。

熟悉的代表性人物

如果受访者有特别喜欢的代表性人物,包括小说中的人物、作家、运动明星等,虽然不曾谋面,但是他们对当事人很重要。我们可以请当事人想象这些代表性人物会如何理解其故事,进而对当事人带来更多的支持与关怀。

见证不一定要通过口语表达来实现，也可以探索以非口语的形式来达到见证的效果。

创意的见证形式

我在团体工作坊的现场，除了请学员们用"见证四部曲"来进行叙事见证，也发展了一些新的见证形式。

共 舞

见证不一定只通过语言，也可以用舞蹈。

有一回我在访谈结束之后，邀请团体的成员轮流与受访者共舞，伴随着音乐，来庆祝受访者看见了自己。

在共舞结束后，受访者表示，有这么多人通过共同的舞蹈，来见证与庆祝他的生命故事，他很感动。共舞的见证者也特别珍惜这种关系的链接。这样非语言的见证，也让见证变得更丰富。

肢体表达

有一回在工作坊访谈结束的时候，我突然有了一个灵感，请受访者用他的身体动作来表达对自己一路走来的感谢。

他同意后，找到旁边一个小空地站好，慢慢抬起了他的右腿将脚掌平贴到左膝侧，就像是瑜伽的树式动作。

他解释说这个姿势代表生命的小芽冒出来了。经过这个姿势的表达，我建议他把这个生命的小芽画出来。而后，他看着这张画，说了很多他对生命小芽的见证与感谢，也对自己有了更多的接纳与更大的信心，这是一个非常美的见证。

写 信

如果时间许可，我会在每次访谈结束的时候，邀请工作坊全体的学员每个人写一封信给受访者。这是见证的信，不批评、不纠正、不给建议、不给答案，就以"见证四部曲"的思路去写。最后把这些信都交给受访者收藏。许多人都反馈说这辈子从来没有一次收到过这么多信，觉得特别感动。

看过这些例子之后，各位也可以试着创造出更多不同的见证形式，并运用在你未来的工作和生活里。

每位讲述生命故事的受访者，都是站在台上的演出者，叙事的见证提醒我们成为不一样的观众，不要吝惜掌声与喝彩。

以见证促进关系

叙事的见证过往常用于咨询的空间中，但我发现当见证发生在家庭关系当中时，特别能够联结家人，从而巩固家庭关系。这是一种家人之间互相"挖宝"、互相理解的过程，会带来接纳彼此的积极效果。在社会关系中，我们如何看待他人，其实会直接影响他人如何看待他们自己。我们与他人的关系，会给对方带来什么？我们在工作与生活中，是一位什么样的观众？这些都是一种在关系中负起责任的态度，时时以叙事的见证对待身边的重要他人，就能带出彼此关系的提升。

每当看完一场演出，身为台下观众的我们总是会鼓掌，偶尔也大声喝彩："好！再来一个！"这种响应会给台上的演出者带来极大的鼓舞。每位讲述生命故事的受访者都是那位站在台上的演出者，叙事的见证提醒我们成为不一样的观众，不要吝惜掌声与喝彩。

大人对孩子的见证力量

一项青少年的行为研究显示，青少年在不同老师前面的表现会很不一样。那为什么孩子在面对不同老师的时候，会变得不一样？

根据研究结果，最具代表性的回答是："当老师觉得我没有希望、都是缺点时，我就想既然如此，那就不必好好表现给老师看了，反正老师都这么认定了，我怎么做都没太大差别。但是如果遇到的老师相信我，觉得我有能力，我就会想要好好地表现。"

这项研究表明：大人如何看待孩子，对孩子的影响非常大，而孩子也在与大人的关系中成为不一样的人。

一般人关系中的叙事见证

在叙事的思维里，人的自我认同基本是社会关系的产物，我们如何处理关系，如何见证彼此，都同时在塑造彼此的自我认同。所以将叙事见证带入社会关系中，自然会带来促进关系的力量。

在叙事见证的实践中，我们需要时时考虑到：我们的问话或态度在增强对方的力量，还是在削减对方的力量？在对方的生活中，我们希望自己扮演什么样的角色？

家庭关系中的叙事见证

我们在家庭生活里，无论是夫妻、父母还是子女间，都难免会有一些摩擦或挑战，但是如何在日常家庭生活的挑战中带入见证的实践，是值得我们努力的。见证可以促进关系、巩固家庭。特别是家庭日常生活中，人们往往将彼此的付出视为理所当然，忘了诚恳地欣赏彼此。

我的一位学员结婚多年，对丈夫一直有许多的不满。学了叙事见证之后，她说原来自己从来都没有对丈夫做过任何见证，也就是理所当然地看待丈夫所有的付出，还嫌他做得不够好。然后她做了自己婚姻里的第一次叙事见证：好好地见证丈夫的努力，告诉丈夫他是个负责任的好丈夫，也是个爱孩子的好爸爸。最后还特别准备了一枝玫瑰花送给丈夫作为感谢。其实在伴侣关系中运用叙事的见证，不论是对于新婚夫妻还是老夫老妻，都能够发挥极大的关系巩固作用。

虽然现代社会以小家庭为主，但是整个家族亲属关系的好坏，一定会影响到家庭的许多层面。例如，一位学员在某次过年的聚会时，特别安排了一场父辈三兄弟的叙事见证，她引导大家分享如何帮助彼此，如何看待彼此的长处，以及受惠于彼此的感动经历。当天，作为观众的奶奶特别高兴，老人家听到儿子们之间的融洽相处与互相关照，告诉孙女说："太好了，我们明年一定还要再这么做。"

在我们文化中，过年都要说吉祥话以送上祝福，而这种叙事见证带来的不仅是简单的祝福，还有更强的巩固家庭关系的力量。家庭成员平日的空间分隔，以及对彼此认识与关心的不了解，都可以通过叙事见证表达出来。

定义式的见证仪式特别感人，我们可以充满创意地设计出活泼而有特色的仪式，来更好地回应所有个人、关系、家庭和团队的独特与努力。

见证的仪式

在叙事见证的过程中，如果能够加入一些具有创意而令人难忘的仪式，更可以增加见证的力量。

这里所谓的"仪式"，理论上就是定义性的仪式（definitional ceremony），也就是通过仪式让讲述出来的故事重新被看见，并强化故事带来的启发与触动，就像重新为故事找到更多或是不同的定义一般，这样见证的历程就是个重新定义的仪式，值得我们好好地庆祝。

以下展示几个过去发生在我工作坊中的见证仪式。

见证的庆祝舞会

曾经有位学员经历了童年的创伤，我在与他的对话里，看到了他很多值得珍视的东西，我觉得需要好好地丰富这些见证，便邀请在场的学员做了许多叙事见证。结束访谈之后，我征得了他的同意，举行了音乐舞会并邀请他与我共舞，作为庆祝他找到力量的见证。同时，我也请现场的学员写信来见证，并且逐一到台上把信送给他。在音乐的陪伴下，整个上课的空间变成了一个感人的见证仪式空间。

见证的生日蛋糕

曾经有学员一直觉得自己不够好,很受困扰。我在与他的对话里面慢慢看到,他已经为此做了许多努力,只是以前没有看见。通过我们的对话,他终于慢慢地看到自己曾经的努力,觉得有一种重新认识自己生命的感觉。我想通过仪式进一步丰富这种新的体会,就订了一个生日蛋糕,邀请大家为他唱生日快乐歌,来庆祝他对自己的"重新看见"。

见证的证书

多年前在马来西亚的一场工作坊里,主办方邀请了一位九岁的男孩和他的两位老师到现场与我对话。这个男孩曾经遭受家暴,被安置在一间寄宿学校,由于现场有很多学员,男孩变得比较安静、不太敢开口说话。于是我请他用画画来回答我的问题,我在他的画中读出了他面对生活挑战的勇气,于是想用证书的方式增加他的勇气,我问他说:"老师听了你的故事,很想要颁发一张奖状给你,然后两位老师也在这张奖状上签名好不好?"他开心地笑了。

在这张奖状上我简单地写着:"虽然在家里遇到过很难过、很坎坷的情况,但是你非常勇敢地面对,让自己过得更好。"我用奖状来见证这位男孩的故事,后来两位老师签名,我也签名,台下也有好多老师上来签名。我们一起把奖状颁发给这位小男孩,现场响起了热烈的掌声。

8. 跨越时空对话——自己有取之不竭的资源

故事只存在于这个时空吗？
如果可以同过去、现在、未来的自己对话，故事会有什么不同？

过去的自己已经不可改变，未来的自己还是未知，过去、现在与未来的自己似乎只是一条时间线上的串联。但是，在叙事里，我们可以让三者通过对话给彼此带来支持、关怀与感动。

跨越时空的故事与对话

叙事中"过去、现在与未来"这个时间线的概念，是麦克·怀特提出的"行动蓝图"与"自我认同蓝图"理念的一部分。他发现在两种蓝图中，运用来访者的"特殊意义体验"穿梭于不同时空，所展现出来的理解与疗愈力量，对来访者非常有帮助。由于我们的社会文化非常信服年长智慧，所以运用这种"跨越时空对话"的技术特别有力量，继而我陆续发展出一些跨越时空对话的模型与思路。

在生活里，我们通常只关注"现在"：现在有什么情况、有哪些挑战？但当我们探索故事的时候，如果只看现在，故事其实是单薄的。因为过去的我们隐藏着许多遗漏的支线故事，以及被自己忽略的经验与智慧。通过跨越时空的对话，我们有机会从过去看现在、从现在看过去、从未来看现在，甚至从未来看过去。这条生命的河流不是只有现在，而是整合了我们过去、现在与未来的经验与智慧。

串联不同时空的力量和意图

当我们不只看见现在的故事，还可以和过去的自己、过去的他人、未来的自己、未来的他人相互交流，我们整个生命的故事就打开了。我们不再只活在现在这个点上，而是可以同时和不同时空的自己、不同时空的他人互动交流，互相支持、互相关怀，整个生命就流淌起来了。

我们一般都觉得，应该活在当下，也就是勇敢面对当前的挑战，而不该沉溺过去或幻想未来。活在当下固然很重要，但在叙事里，整合不同时空的力量，并邀请其彼此间的对话和关怀，会是非常有意义的，能够带来原来被忽略却让人惊喜的伙伴与资源。

我们可以把现在的自己与不同时空中的自己，看作亲密的手足。我过去的经历显示，用哥哥、姐姐、弟弟、妹妹的方式来比喻这种关系，让自己在不同的时空之间穿梭、彼此对话，往往会带来令人意外的鼓励与关怀。

若用一张图来描述跨越时空的对话，也就是过去、现在与未来之间的串联方式，可以参考图 6。我们可以试着使用跨时空对话的问话：

- 过去的自己会对现在的自己说什么？
- 现在的自己会对过去的自己说什么？
- 现在的自己会对未来的自己说什么？
- 未来的自己会对现在的自己说什么？
- 未来的自己会如何支持过去的自己？

- 过去的自己可以如何支持未来的自己?

一般来说,跨越时空的对话是由咨询师访问受访者,但是也可以练习自己进行跨越时空对话,这种内心的不同时空的对话可以通过写信来进行。

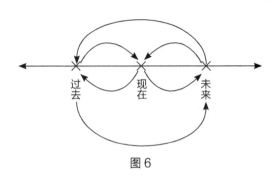

图 6

过去的自己与现在的自己对话

在叙事里,我们特别珍惜人们的生命故事,因为这些故事总隐含着人们珍视的心意、从生活中积累的经验,以及对未来的憧憬。因此,当现在的我们有机会和过去的自己对话,或是重新以现在的眼光看过去的故事时,总会打开许多的思路,特别是跨越时空的相互理解与相互支持,就让现在的自己和过去的自己,像两位好朋友般。

我记得多年前在一个小型的社会工作师工作坊里,有一位学员觉得现在的生活好像不尽如人意,不是很有动力,但她谈到小学的时候特别开心、特别有活力。为了对她的小学时代稍微多做一些了解,我问:"小学时的你是一位怎样的女孩子啊?上学的情况如何?家里的情况如何?与同学之间的关系如何?"这样逐步地了解那个时空中的她。

而后我进行了跨越时空的问话:"小学时候那个特别开心、特别有力量的你，看到现在二十几岁的，比较消沉、不是那么开心的你，会说些什么？"

她说，小学的自己会对长大的自己说："你一定要相信自己，你是可以快乐的、开心的，虽然会有一些挫折，但你是可以的。"

经过整场充实细致的对话之后，这位年轻的社会工作师告诉我："我从来没有想过小学时的我可以陪伴现在的自己，虽然上小学是好久以前的事情，但是今天老师请我去回顾小学时的自己，我突然觉得好温暖，我可以把小学那个快乐的、开心的、有力量的我，再找回来，放进现在的生活里，陪着我前进。"

我们要如何展开现在的自己与过去的自己的对话呢？以下有四个方向：

- 现在的自己对过去的自己好奇的地方是什么？
- 过去的自己可以如何关心现在的自己？
- 过去的自己对现在的自己好奇的地方是什么？
- 现在的自己可以如何关心过去的自己？

在这种跨越时空的场景下，我们可以对过去好奇，让过去的自己和现在的自己对话，这是一个拓展故事的过程。

一般来说，在那个较有力量时空中的自己，可以支持现下处在挫折时空中的自己；反过来，挫折时空中的自己被有力量时空的自己陪伴，也能同时增强有力量时空自己的自信。

大部分的人都觉得，出了问题就是要请教别人，很少人会想到可以请教自己。每次进行跨越时空的对话时，似乎人们都会感觉到来自自己的力量，不是我告诉他们要怎么面对问题，而是我陪伴着他们让有力量时空的自己来陪自己，把故事的力量又回归给当事人。

有很多学员在学习跨越时空的对话中曾遇到困难，觉得好像使不上力。我仔细聆听了学员进行对话的过程之后，发现若跨时空对话仅流于一个突兀的技术时，就容易遇到困难，尤其是来访者对不同时空中的自己认知不够全面完善时，对话就会难以进行。所以，跨越时空的对话需要铺垫的过程，如果想运用某个时空的自己陪伴另一个时空的自己，是需要积累到一定程度之后才能进行的。

未来的自己与现在的自己对话

在叙事里，我们可以试着通过过去的故事来帮助现在的自己，但是，我们也可以看看未来的自己可以怎么帮到现在的我们，虽然未来还没有发生。

在华人的文化里，我们都特别尊敬年长的人，普遍视老人为拥有智慧的长者。当我们想象未来的自己，也就是比较年长的自己时，会看见年长的自己拥有更多的人生阅历，看待挫折的角度可能也会有所不同，面对生活会更有智慧。

所以，虽然未来还没到来，但是我们可以通过想象，模拟未来的自己看到现在自己遇到的挫折时，将会如何面对，让现在的自己与未来的自己对话，请老年的自己与现在的自己聊聊。

邀请未来的自己和现在的自己对话时，有下列几个方向可以切入：

- 未来的自己会如何欣赏现在的自己？
- 未来的自己会如何感谢现在的自己在面对挫折时的努力？
- 未来的自己会如何鼓励现在面对挫折的自己？
- 现在的自己对未来的自己好奇的地方是什么？
- 未来的自己对现在的自己好奇的又是什么？

跨越未来时空的对话不必然限于老年，有时候特定的未来时间点会更有帮助。例如，邀请在下个学年、某一个重要阶段中的自己，来陪伴现在的自己。在叙事跨越时空的对话里，对于未来并不因尚未发生而视其为不存在,反而将未来作为一种取之不竭的资源。

用跨越时空的对话陪伴孩子

由于年纪较小的孩子对于未来的时间概念尚不清楚,与孩子们进行跨越时空的对话时,时间跨度不能太大,可以是明天,或者一个小时以后,或是晚上、下周,或是一年以后,需要慢慢地推进。

一位学了叙事的父亲与我分享,他近来试着用跨越时空的对话帮助他十三岁的孩子。他问儿子:"你最近学业不是很顺利,爸爸想问,明年十四岁的你看到现在的你,面对学业的困难与挫折,十四岁的你会对现在的你说什么?会怎么关心你、支持你?"

儿子说:"爸爸,我又还没长到十四岁,我哪知道啊?"

爸爸回答:"没关系,你想象一下,假装你已经十四岁了。"

孩子听到爸爸的引导,想了一会儿说:"我想十四岁的我会对现在的我说:加油,不要害怕,虽然你现在学业有一些困难,但是再努力、慢慢来一定没问题的。"

爸爸说:"就是这两个字,爸爸也想对你说'儿子加油!'"

这位爸爸说他自己很感动,因为没学叙事之前,如果孩子功课退步,他肯定用骂的方式去应对。但学了叙事之后,他让一年以后的孩子来陪现在的孩子。也正是那一段时间,他与孩子的关系也有了很大的变化。他可以感觉到与孩子之间温暖的氛围,后来也看到孩子更加努力地学习。

在叙事里,这种跨越时空的对话是很温馨的、带着想象力的、有憧憬的。邀请人们看到不同时空的自己所拥有的能力与资源,然后让不同时空的自己陪伴现在的,或是陪伴不同时空中有困难的自己,也就是自己也可以帮助自己,而不是只有靠别人才行。不同时空的自己都是宝藏,有待我们开发。

将行动蓝图、自我认同蓝图的对话,穿梭于不同的时空间,让不同时空的来访者有机会在蓝图的思路下进行对话、互相陪伴、互相支持、互相见证。

在行动蓝图与自我认同蓝图之间穿梭

叙事的对话,很珍惜人们在不经意间的表达中透露出的闪光点,这个闪光点指的就是对人们有重要意义的经验,也就是前面章节提到的"特殊意义体验"。在书中我们会将"闪光点"与"特殊意义体验"两个词交替使用。

闪光点通常只是故事的开始,内涵可能比较单薄,为了让闪光点更丰富,叙事会用"蓝图对话"的架构方式。在跨越时空的对话当中,我们可以通过"行动蓝图"与"自我认同蓝图",让跨越时空的对话更丰富。

两种蓝图之间的对话

叙事蓝图的对话有两个方面:"行动蓝图"与"自我认同蓝图"。
- 行动蓝图:指的是在闪光点中包含的具体行动、行为,包括了场景、时间点、环境、细节、情节、顺序等。
- 自我认同蓝图:指的是在行动背后可能的理解、价值、领悟、学习和意义等。

通过跨越时空的架构,对闪光点进行行动蓝图和自我认同蓝图之间的穿梭对话,让不同时空下的自己或他人有机会在蓝图的架构下互相对话,以带来更丰富的理解。

跨越时空的对话,基本上可以在行动蓝图与自我认同蓝图的架构下进行,但也可以自由地独立运用。

如何使用两种蓝图的架构

以下用一个案例来说明实际执行的方法。在一个工作坊的访谈里,我发现一位受访者有很强的"学习心理学"的动机与行动,也就是所谓的闪光点,我从访谈对话中截取出来了十个关键点,来进行蓝图的架构,如图7所示。

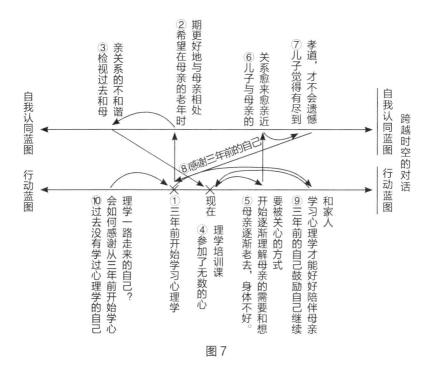

图7

在这个蓝图架构中，我们可以看到从①到⑩的进展，也就是通过问话与回应在行动蓝图与自我认同蓝图之间来回穿梭。我并没有特别觉得一定要先问什么，而是慢慢地在对话中看到受访者的行动与心意。

将流动的对话放在这个蓝图架构中的时候，不要太在意是否做得完美，因为每个人的思路都会有些不一样，所以对话版本也可能不太一样。但是，通过这种蓝图的架构，跨越、穿梭于不同时空进行行动蓝图和自我认同蓝图的对话，对话的流动方向与目标就会越来越清晰。

方案是可以达成愿景和目标的行动计划。用方案的形式会让人们觉得备受鼓励，把困难转换成可以操作的步骤。

对话后建立可行"方案"

我们在生活里多多少少都会遇到一些困难，当我们理解了这些困难背后的愿望，再将愿望转换成具体可操作的步骤，那么就开始有了希望，进而知道努力的方向，并产生有力的行动；如果我们持续停留在困难的思路里，就很难看到改变的可能性。

方案是一个很具体的东西，必须从当事人的故事实际中生出，并不是外人所能给予的。

方案是英文 project 的直译含义，我们在很多工作中都要通过方案的设计与执行来完成任务。方案是我在叙事的对话中非常喜欢的一个理念和实践，每当我与人们对话的时候，听见人们的困难和挑战时，我一方面仔细聆听这些困难和挑战，另一方面我也会同时观察和思考其背后的愿望可能是什么。我会和来访者确认我所想到的其在困难挑战背后的愿望，接着我会帮助来访者将这些愿望转化成"方案"，成为来访者在生活中可以逐步实践的方向与步骤。

记得我第一次运用方案的概念，是督导一位犹太裔的家庭婚姻治疗师。他所遇到的案例当事人是一位五岁男孩，有拔自己头发并用头撞墙的现象，刚好这位治疗师自己也有一个五岁的儿子，他变得非常担心，万一自己儿子遇到了困难，会不会也发生类似的状况。其实在咨询当中，因案例情况引发对家人的担忧是很常见的情况。

在聆听这位治疗师对儿子的担心后，我问他，在这份担心里，我听到的是他想做好父亲的心愿，是吗？他给出了肯定回答。接着我问他以前有没有抚育五岁小男孩的经验？他说从来没有。

由于我和这位治疗师刚好不久前都参加了麦克·怀特在波士顿举办的叙事工作坊，第一次了解了"方案"这个概念。所以我建议这位治疗师运用方案的概念处理这次的情况，我们将其命名为"做好父亲方案"。

当我们谈到这个方案的时候，他眼睛一亮，很高兴自己马上可以把最新的概念运用到生活实践里，特别是发现了自己的担心可以转化为具体的努力。

通过我们的协商，他拟定了一个"做好父亲方案"的计划，包括了三个可以实践的行动：

- 第一个行动，他可以参加如何做好父母的工作坊（parenting workshop）。
- 第二个行动，他可以到图书馆借阅一些如何做好父母的相关书籍。
- 第三个行动，他可以和一些当爸爸的朋友们聊一聊做父亲的心得。

这三个行动都是通过我们的对话，由他自己一点一点地说出来的。

他提出了这些执行方案的行动之后，整个人充满了活力与信心，与之前满心担忧的那种状态非常不一样。这是我第一次运用方案的理念，内心也很喜悦，对方案的运用有了更深刻的印象。在往后的咨询、督导与生活当中，只要时机合宜，我都会运用方案的概念。我的经验是方案提出后总会带给人们力量的提升，充满了希望、行动感以及前进动力。

方案就是替生活立下目标,但是它可以比一般的目标更细致,更容易操作。方案的命名也非常重要,我们可以在方案命名上发挥创意以带来行动感,后面的章节会做更多的阐述。方案的概念会邀请人们从困难的混沌中找到带来希望的可能,逐步落实,而不会只停留在抽象的愿望上。

9. 生活俱乐部——发现关系的资源

在生活里有哪些人可以支持我们?
有哪些关系可以支持我们?

叙事借用"生活俱乐部"的概念,邀请人们重新检视生活中的关系:我们需要怎样的关系?生活中哪些关系可以重建?哪些新的关系可以加入?

叙事俱乐部的概念

在叙事治疗的发展过程中,麦克·怀特特别重视"观众"对于当事人改变与成长的影响。人们如何找到一群会带来力量的伙伴,而不是勉强靠近会否定自己的群体,也就是考虑根据自己的兴趣与需要,加入一些特定的"俱乐部"。在叙事的运用上,我们借用生活俱乐部的比喻,来看看生活中有哪些"观众"可以加入,成为我们生活俱乐部的"会员"。

叙事的生活俱乐部是一个关系的俱乐部,以当事人为中心,让人们重新检视生活中的关系,看看什么样的关系对当事人是重要的?还有哪些关系可以重新捡拾回来?还可以创造什么新的关系?

生活俱乐部的建构

我曾经给一位五十多岁的白人女士做过一段时间的咨询，她年轻的时候曾经是哈佛大学的学生，但因为童年的一些创伤与后来生活的挑战，难以安顿自己的内心。

当时我想：一个已经五十多岁的人还这么辛苦，在生活中挣扎，不懈努力，我也许可以通过生活俱乐部的概念来帮助她，从她的关系系统中，发展出对她有意义的会员。

她提到小时候没有什么人关心她，只有一位小学老师特别喜欢她。我接着对老师的关心做了更多丰富，接着并建议是否可以邀请她的小学老师来我们咨询室，我相信这位老师就是她生活俱乐部当中重要的会员，也许她可以通过过去与老师的关系，重新看到更多珍贵的资源。

在生活当中，我们总可以找到一些重要的、对我们有重大意义的关系会员，通过叙事俱乐部的概念，我们往往可以收获更多的支持与可能性。

发掘隐藏的会员

2020年，因为疫情我多了许多在家的时间。那段时间，我发现我先生特别喜欢看书，作者有近代的，也有百年前的、千年前的，他常常会给我分享看了这些书之后的感想与学习体验。有感于当时疫情期间人际关系实体相隔的状态，我对先生感叹道："你的生活因为有了这些作者和书籍，变得好丰富啊！"其实，与作者和书籍的这些关系就是他生活俱乐部的会员，也是他的关系资源。并且他的这些关系资源同时也在丰富着我这个妻子的生活，它们跨越了时空，加入了我们的生活俱乐部。

我在美国波士顿哈佛大学教学医院——剑桥医院（Cambridge

Health Alliance）的"伴侣与家庭临床中心"做教学与督导的时候，曾经接过一对五十多岁的夫妻咨询。他们的生活不算顺遂，内心经历过很多的煎熬，虽然他们彼此相爱，但在沉重的生活压力下，还是需要每个礼拜都来做婚姻咨询。我很希望在他们资源不多的状况下想办法创造新的资源。

我问："通常在家里做什么事，会带给你们愉悦和安顿感？"他们开心地告诉我，他们有只心爱的猫，这对夫妻常与猫咪互动，猫咪很喜欢他们，早上经常跑到床上叫醒他们，他们感觉与猫相处很放松，给他们带来生活的希望。虽然猫咪不会说话，但猫咪就是这对夫妻生活俱乐部的重要一员。我后来在多次的会谈里，不断引导出猫咪来，通过外化拟人化的方式，为这对夫妻做叙事的见证。例如：他们关系中的细节、与猫玩耍的细节、夫妻间的感想等，在关系中展开一些交流，强化他们这个生活俱乐部会员之间的关系，以及为彼此带来的力量。

身为叙事工作者，在人们资源看起来少之又少的时候，帮助当事人找到生命中的一点阳光，带来一点温度，特别是那些容易被疏忽的关系，这是我一直都在努力的方向。

我曾经督导过一位研究生的家庭与婚姻治疗。虽然这位年轻人心态特别开放与坦诚，很想好好学习成为一位好的家庭婚姻咨询师，但是在督导的过程里，我发现他做案例咨询的时候对自己很没信心。

于是我运用生活俱乐部的概念来帮助他建立信心，陪伴他想想看，生活当中哪些人对他是有信心的。

他想了一下说："我的叔叔，我差点忘记了！"当他提到他的叔叔时，他的眼神都不一样了。

经由我们的对话，他记起这位多年前过世的叔叔曾经对他的一切表现都特别有信心。我接着运用跨越时空的对话，逐步引导他找回过世叔叔对他的信心与支持，让他感觉到好像又把叔叔找回来陪伴他了。就这样，我们找到了他生活俱乐部中能够支持他信心成长的关键会员。

会员重组

在不同阶段、不同时空、不同情境之下，生活俱乐部可能都会有不同的成员，也就是在每一个阶段对成员的资格做出"回忆（remembering）"，然后在叙事的对话中进行"会员重组"。区分生活俱乐部的会员的阶段性，也是一件值得我们思考的事情。比如：

- 童年的时候，谁是我们生活俱乐部中的重要会员？

这些会员对我们的重要性分别是什么？

我们对这些会员的贡献又是什么？

- 到了青少年时期，我们生活俱乐部的会员是否有变化？

有哪些新会员加入？

有哪些会员的身份变得更重要？

有哪些会员变得不再那么重要？

这些会员对我们的重要性分别是什么？

我们对这些会员的贡献又是什么？

当我们有机会整理在不同生命阶段的生活俱乐部成员样貌，感受这些会员带给我们的影响以及我们对会员的贡献时，都可能帮助到在关系中的我们，也就是去确认我们一直坚持的价值以及价值从何而来。这种阶段性的"会员重组"，其实有很深的含义。

会员对话设计思路

在叙事的对话里，我们要如何设计问话才能够帮助当事人找出生活俱乐部的会员呢?

首先,我们找出能够支持、理解、鼓励并欣赏当事人的人,但是也不排除会员可能是其身旁有意义的万事万物。当然一般人不会找专门批评自己、否定自己的人为会员,除非其对当事人有重要的价值与意义。

以下我列出五个问话例子,可以帮助当事人找出并深化生活俱乐部会员关系:

- 在你的生活当中,有哪些人总是看重你、欣赏你、相信你?
- 你的什么特质或能力让这些人这么看重你、欣赏你、相信你?
- 这种被看见、被欣赏以及被相信会为你带来什么样的体验?
- 这种经验又会如何支持你发展自己期待中的生活及关系?
- 对方对你给予欣赏与相信,你能够带给对方的是什么?

这五个问话不仅帮助当事人找出可能的生活俱乐部会员,而且能促进关系的流动:一方面会员如何见证当事人,另一方面也看到了当事人对会员的贡献。

与不在现场的会员对话

我在与人对话的时候,总会留意,在当事人的生活当中,有哪些资源对当事人有意义,然后将会员的声音,带入到我和当事人的对话里。通过当事人的想象与代言,不在场会员的声音也可以进入到与当事人的关系对话当中。这时当事人就不再是独自一人面对生活,而有其他会员的声音参与,这个生活俱乐部的生态系统,通常会令多数人觉得非常踏实、有所依靠且感觉被祝福。

一般如果想让不在场会员给当事人反馈的时候，我们可以请当事人揣摩这位不在场会员可能向当事人说什么，再协助布置出有利于当事人想象的场景，陪伴其慢慢地打开对话。

这种会员式的对话是另外一种形态的家庭系统对话，可以促进关系，打破人只能依靠自己的孤独感。通过与不同形式的会员交流，在关系对话中丰富当事人的生活；同时，当事人也可以体会到不在场的会员也因为这样的对话被触动，达到互相启发与共同成长的目的。这是一种需要发挥想象力的对话实践。

10. 命名——再次丰富故事

为何需要命名?
命名可以带来什么影响?

命名有一种仪式感,表达了对自己生命故事的尊重,也是一种贴近故事的方式。

以命名丰富故事

在叙事的对话中,当受访者有机会好好地描述他们经历的故事,而且有机会看见过去没被发现的支线故事之后,故事就开始有了新的流动,闪光点被发现,故事有了更丰富的流淌与更多元的理解。此时,无论是访问者还是受访者,都可以试着构思可以如何为这个故事命名。这种与新发现的故事建立熟悉感与关系,其实就是一种丰富。就像马奎斯在《百年孤寂》一书中的感叹:"世界太新,很多事物还没有名字,必须要伸手去指。"

我在叙事对话的过程中,觉得如果可以再次对故事进行挖掘或丰富,往往都会在对话的后期问当事人:"如果你可以给今天我们这个谈话命名,你会取什么名字?"也就是说,不是一开始就命名,而是在对话之后,在丰富的意图之下命名。这样的命名有一种仪式感，有一种尊重自己生命故事的感觉，也是一种贴近故事的方式。

我曾经询问一位年轻人关于他成长经历中遇到的挑战。他提到小时候父母常吵架，总让他很害怕，他担心父母会无休止地吵下去，觉得很无力。

我缓缓地陪他对话，陪他思考在这个家庭里长大，从小到大他的想法是什么？他的心意是什么？他的努力有哪些？他面临的挑战是什么？他难得的地方又是什么？在这个对话的历程中，他渐渐看见了以前没有看见的自己，也慢慢地开始认可自己。

当时的我，被这位年轻人重新看见自己生命中的力量所感动，决定请他为自己当天分享的故事命名。我还记得他那用心思考的神情，想了一下后，他回答"天空中飞翔的大鸟"，我接着请他描述为什么想到要取这个名字，这个命名想表达的又是什么。在这位年轻人的描述中，当时的我以及现场的学员，好像也跟着他一起飞翔、遨游在他的人生里，感到特别自由自在。

在适当的时机命名，不仅让故事更丰富，更可以通过来访者的命名，使其见证自己的故事。

命名的时机

命名到底要在什么时候提出来呢？我的经验是命名的对话需要一个铺垫的过程，让当事人不只有机会表达他原来理解的故事，而是在看到故事的更多方面之后，尤其是看到新发现的支线故事和闪光点时，如果有丰富这些特殊意义体验的需要，那么就是命名的时机。

曾经有学员向我反映，她很喜欢在访谈中运用命名的技巧，但是常碰到来访者命名不出来，使得这个方法没法运用下去。后来我才了解原来这位咨询师将命名环节进行得太早、太快,而故事丰富的程度不足,也就是来访者还未被这些新发现的故事感动。叙事一般不会对单薄的故事,也就是还没有被丰富的故事命名,当来访者被过去没被看见的故事感动时,这个命名才会更自然,更贴近来访者的生命。

如果命名的步骤与时机掌握恰当,就可以再次打开另外一个维度的故事,带给故事更多的流动和可能性,这些故事往往蕴含着更多生命原本的冲力。

比喻的想象

我发现多数人都没有机会为自己特殊的经验或故事命名,但是一旦被邀请为被丰富的故事命名时,都会发挥很大的创造力,而且充满了感动与兴奋,就像为自己的新生儿取名字一般。

命名可以有很多的方式,可以是单纯地为故事取一个名字,也可以是一个比喻的象征,打开想象的空间。

不同性别、不同年龄层、不同族群或在不同地理环境生活的人们,都会有专属于他们据以命名的比喻方式。只要贴近人们的生活和文化,就都有其特别珍贵的地方。

例如,与母亲聊天的时候,母亲可能告诉我们她一路走来的各种生活经历,我们可以请母亲为其故事命名,请她写下来甚至裱起来挂在家里,将母亲命名的故事作为家族传承的一部分。

命名也是外化

在叙事中,外化可以通过很多形式呈现,命名就是其中的一种。

艺术家常会为自己的作品命名,而我们一般在生活中比较少有机会为自己的生活和故事命名。命名有种提纲挈领、抓住生活核心的味道，在命名的同时，也在邀请人们站在故事的外面，看看故事可以如何帮助自己。

在叙事里命名的同时，就开始了外化的过程。故事有了名字，就不再只是那个故事，人们也不再停留在原有的故事中，而是可以有一些距离，看到这个被命名的故事所传达的更丰富的内涵。就此，当事人变成了故事的观众，从新鲜的视角看故事演化出的命名，可以共同探索故事背后更多的可能性。

有许多伙伴很希望在对话当中，可以把叙事的外化运用出来。其实当我们好好地陪伴他人给故事命名时，就是一个外化对话的过程。

11. 迁移——丰富支线故事来解决问题

叙事如何解决问题？
问题故事之外还有哪些可能性？

当我们有机会看到问题故事之外的支线故事时，支线故事就能够给予我们新的灵感与可能性。

用迁移对话松动僵化的问题故事

麦克·怀特发展了叙事治疗之后，有一种对于叙事治疗做法与效果的评论，认为叙事治疗似乎忽略了对问题的直接处理，担心短期内看不到明显的疗效而无法帮助到求助者。其实，叙事运用了一种独特的方法，以故事的诠释与发展为基底，逐步丰富人的支线故事之后，再引导来访者将新发现的能力与信心带入原来的问题故事，从而解构了问题故事，这种技术，就叫作"迁移"。

迁移是叙事里一个独特的做法，指我们不是只在问题故事上着力，而是在聆听问题故事之后，试着靠近人们隐藏的支线故事，将其丰富，再陪伴人们带着对支线故事的丰富理解，重新面对问题故事。也就是用迁移的对话松动僵滞的问题故事。

迁移对话带出解决问题的资源

生活看似是面对问题以及解决问题的过程,也就是人们应该要有效率地、按部就班地处理问题。但是,叙事对于如何解决问题却有一些不同的见解。叙事并非不重视解决问题,只是叙事的思维是:当人们正在经历问题时,通常会只看到充满问题的故事,往往被问题的故事干扰或限制,较难看到人们在问题背后隐藏的力量与可能性。

叙事在陪伴人们解决问题的时候,当然也会好好地倾听人们的问题故事,但更会试着陪伴人们探索更多问题故事背后的支线故事。支线故事更能带给人们支持的力量,是人们较期待的、甚至是带来温暖的故事,也就是带给人们希望的故事。

当人们不再只关注问题故事的起源与影响,而是开始看见自己拥有的更多支线故事时,这些丰富的支线故事就能带来处理问题的资源与力量。也就是说,问题故事限制了人们的行动与希望,人们在支线故事的陪伴下才能摆脱问题故事的束缚,创新出突破性的点子,自然由内而外地滋生出力量,从而能够缓缓地看见向前的途径,带着一些美好的愿景面对与解决他们原有的问题。

简单来说问题的解决与问题故事的关系,如图 8 所示。一般而言,如果问题故事已经存在很多年或是复杂而庞大,要一次解决问题并不容易,常常使助人者与当事人一起"被卡住"。所以在叙事里,不会只用问题故事的思维来看待问题、处理问题。

叙事的对话会在支线故事的探索上着力,以大量的好奇与丰富陪伴当事人看见过去忽略的支线故事。当人们的故事开始慢慢地向不同层次的支线故事流动时,原本僵滞的纠结才会松动,让解决问题的资源流入,才能够真正地解决问题,这就是叙事思维中所谓的

"迁移"。

迁移是叙事里面一个特别重要的概念，它并非不处理问题，而是通过挖掘和丰富支线故事来面对与解决问题，迁移所带来的效果与停留在对问题表层的处理极为不同。

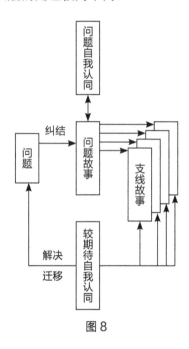

图 8

迁移对话带来自我认同的转化

叙事在支线故事的丰富上会做很多的陪伴，这么做最重要的意图是转化人们的自我认同，也就是通过"迁移"来达到这个目的。

自我认同在心理学上是一个很重要的概念，即我们如何看待自己。当我们在经历痛苦时，看到的是问题，也就是问题故事。面对复杂庞大的问题故事，人们当然是辛苦的，问题带来的挑战挫折必然影响着人的自我认同偏向于否定自我。

叙事的工作是从问题故事中出发，通过对话与当事人一同好奇，探索并丰富更多的支线故事。这种丰富背后的意图就是"自我认同的再建构"，也就是陪伴当事人重新建构对其有价值、有意义的自我认同。"自我认同的再建构"，或是"自我认同的转化"是叙事非常重要的工作。

常见的问题自我认同表现在负向的感叹上，包括了"我不行""我没办法了""我很糟糕""不可能了""算了"等（如图9所示）。但是我们希望通过叙事的对话把这些"问题的自我认同"转化成为"较期待的自我认同"，也就是如图10所示，包括了"我可以试试""我有力量""我很不简单""我其实不孤单""感谢自己已经做了很多"等。

"较期待的自我认同"也可称为"替代的自我认同"，是会带给人们可能性与力量的自我认同。因为有了支线故事的并入，人们才会说："那我也许可以再试试，原来我也是有力量的。"

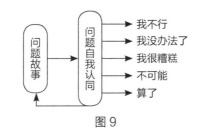

图9

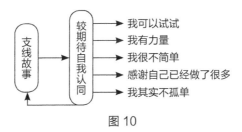

图10

发展支线故事，寻找解决问题的资源

一般来访者都受困于问题故事，但其实在问题故事之外，还隐藏着许多的支线故事。要如何找到并发展支线故事呢？以下介绍几个我经常能够发现支线故事的做法。

第一，外化问题

当人们带着问题故事前来，我们可以把问题外化，看看这个问题对当事人的影响，以及当事人在面对问题时的付出和不易，接下来可以通过象征物的选择把问题拟人化，再看看问题隐藏的渴望是什么？问题会希望当事人怎么对待它？问题的心情如何？这种外化问题与将其拟人化的对话，都会带来一些新的支线故事。

第二，探询当事人的生活价值观

当人们谈论问题故事时，常常会限制在问题的表象，而没有机会看到问题背后自己真正在乎的事物或价值。在叙事里，在我们看到问题故事并且理解问题故事之后，我们也可以看看当事人在生活里在乎的是什么？对生活重视的是什么？可以试着丰富当事人对生活的期待，看看这样的期待会如何陪伴当事人展开他新的生活。能够看到当事人对生活的在乎与重视，也是支线故事可以拓展的方向。

第三，寻找当事人的特殊意义体验

在问题故事的陈述之间，我们可以留意当事人过往面对问题的闪光经验，也就是不同于熟悉论述的特殊意义体验，就算只有一点点，我们也不要放过。只要我们愿意去问、去聆听，愿意停下来，一定慢慢会找到。

找到了闪光点，还要丰富。可以多问一些问题，让这个闪光经验更生动活泼。在我访谈的时候，曾经有学员问："为什么老师要问这么多问题？当事人已经知道了，为什么还要问那么多？"我的意图是想要丰富新的支线故事，让支线故事越来越厚实，让当事人感受到故事背后更多重要的心意，如此才能够让被丰富的故事可以活化在他们的生活里，长久陪伴人们。

第四，运用跨越时空的对话

我发现有机会的时候，请未来的当事人对现在的当事人说说话，会进入到另一个时空，进而带来新的支线故事。一般来说，我不会在一开始就发出这个邀请，因为此时的故事缺乏铺垫；可能是到了靠近结尾，而且故事已经被丰富到了一定的程度，再请未来的自己出场对话会比较适宜。

迁移对话的案例操作

我发现人们在面对问题故事的时候，会费力地试图寻找解决问题的方法，但是，问题的复杂性与困难度通常极高，就算找到途径也不一定能够迅速解决，这种挫折往往会带来更多的焦虑与对自我的否定。叙事对话的过程，特别在支线故事的探索与丰富当中，往往能够带来一种放松的氛围，进而带出很多的想法、信心与勇气。在叙事当中并非不解决问题，而是用丰富有力量的故事，帮助当事人带着有力量的故事再去看待问题，也就是通过迁移带来自我认同的转化。

我特别喜欢陪伴人们找到他们支线故事中的宝藏，一旦宝藏被发掘出来，就会产生对自己的信心，发现本就拥有的智慧。当来访者有机会被看到问题故事之外的自己，就算是小小的细节，也会带来一种安心的感觉，觉得自己没有被问题故事"绑住"，还是有解决方法的。因此，迁移会让人安心和定心。

案例访谈

曾经有位女学员在一场工作坊的访谈中，谈到因为父母经常吵架，童年的她很不快乐，不知道该怎么办，常常觉得很无力。

以下是我设计的问题和学员的回答。

（1）你是如何在无力中长大的？

她说每当父母吵架时，她会和妹妹跑到外面去，找个角落和妹妹聊天，两个小女孩的童言童语里有时还会聊到，以后长大一定不能找会和自己吵架的丈夫结婚。

（2）你那么小，怎么会想到和妹妹聊婚姻这个主题？

她说看到父母经常吵架，就想到以后自己长大也会结婚，婚姻生活可不能这样子啊。

（3）童年的你和妹妹的聊天，对长大的你的婚姻有什么影响？

她说影响很大。因为童年的经历，她特别重视她的婚姻和家庭生活。她现在和老公的关系很好，希望有美好的家庭生活，让儿子可以有幸福的家庭。平日里她做晚饭时，老公和儿子在二楼阳台外的球场打球，等她煮好饭，她会去阳台叫老公和孩子吃饭，她觉得那个场景特别美好。

（4）现在的你，可以如何感谢那个和妹妹聊未来婚姻的自己？

她说很感谢小时候的自己能和妹妹聊婚姻，播下心愿的种子，让长大的自己对婚姻很用心经营。

（5）这个谈话给童年的无力带来的是什么？

她说小时自己是感觉挺无力的。但因为今天的谈话，她看见童年无力的自己也在和妹妹一起想办法，看看未来的生活可以如何规划。她觉得童年无力的自己还是很努力，似乎也不觉得那么无力了，童年的无力也有它的力量。

（6）最后我请现场一些学员和这个学员的"无力"共舞，来庆祝无力的被看见和再生，现场一片欢愉和感动。

最后共舞结束，这位学员感受到无力背后满满的力量。

诠释案例访谈

接下来诠释上述这个案例访谈是如何显现迁移对话这个理念的。

（1）作为访问者的我，试着聆听这位学员童年的问题故事，也尝试探索这个故事中的闪光点。她与她的妹妹在父母不睦与争吵的情况下，讨论对未来婚姻的希望，那一幕特别感人，是学员的闪光点。

（2）我好奇地问她怎么会想到和妹妹讨论这个话题，也好奇这个讨论对她长大婚姻的影响，同时询问她现在的婚姻和家庭生活的情况。

（3）后来请现在的她跨越时空，见证童年和妹妹讨论的自己，也同时看现在的对话为童年无力带了什么。这是迁移的问话，用现在的她对婚姻家庭的看重，来迁移到过往童年无力的经验，童年的无力就被改写了。

（4）最后我用共舞仪式的方式来庆祝童年无力的新生。

每每想起这个案例，我都还记得当时现场学员轮流到前面和这位学员童年的无力共舞的场景，热闹而感人。

希望这个案例及对其的剖析，能够让各位对于迁移对话的一些细节和操作有进一步理解。

迁移与自我认同的反思

其实人的自我认同是被建构而来的。当我们带着问题故事生活时,这样的问题故事也会不知不觉地建构我们对自己的看法、建构我们的自我认同,因此不同的故事会塑造不同的人生。故事不会只有一个版本,叙事会用心地经营故事,让更多不熟悉的支线故事可以进入我们的人生,灌溉我们的生活与关系。

迁移是一种面对问题位置的移动:从在问题故事中解决问题,移动到丰富人们的支线故事,进而丰富人们的自我认同。人们在有变化的自我认同中,带着被找回的支线故事,再看如何解决问题,那么人们的力量与希望就自然而然地产生了。

一般咨询师的初期养成训练,都着重在如何解决来访者的问题,如何通过专业知识协助来访者。但是我总觉得这种形态的咨询是不完整的,在帮到来访者面对困难的同时,若未能帮助来访者提升自己的生命力和自我认同,其实就只做了一半的工作。我认为,咨询的实践不仅是陪伴人们面对生命当前的挑战,还需要见证人们对自己人生的努力和贡献,以及协助人们从"充满问题的自我认同"转变到"较期待的自我认同"。

12. 故事的伦理观——观众的位置与责任

我们是怎么听故事的?
我们愿意如何看待人们的故事?
我们如何做生命的观众?

故事的伦理观是愿意检视我们听故事的位置,愿意检视我们听故事的责任,愿意在看似限制故事背后,探索更多的可能性。

宽广的故事观

故事的伦理观听起来有一些严肃,但在叙事的理论和技术中是一个关系到叙事助人工作者能否算称职的最基本概念。

我们在接触叙事的时候,可能刚开始希望通过故事来理解自己、疗愈自己、发现自己。因为慢慢地有了这些心得,再开始把叙事的思维带入到与他人相处中,进而运用这些理念专业地陪伴人们。

我们坚信每个故事的背后都有一些坚持与一定的意图,一个理念在故事中逐步演化,就会晋升到生命的态度层面。在这个演化的过程中,我们不要被故事起初的表象所限制,故事可以有无限宽广的发展。

对故事的承诺

学习叙事并不只是学习操作技术,更重要的是将叙事的哲学观融入生活。身为叙事的助人工作者,我们对自己最终极的要求是在聆听故事时要有正确的伦理观。

我们要愿意随时检视自己聆听故事时的态度与站位,也就是,是否做到了保有对当事人故事真诚的好奇与对故事发展的相信。

开始的故事 ≠ 永久不变的故事

每个故事的分享往往只是故事的开启,一开始的故事不会永久不变。如果我们聆听人们故事的时候,草率地以为这就是一个完整的故事,已经有固定的发展与结局,那么就在不知不觉中限制了故事的流淌和再发现。

这种听故事的思维在生活中很常见,我们总以为第一次听到的故事就代表当事人的全部,而没有好好检视我们聆听的态度,停止了好奇,局限于熟悉论述的角度,忘了探索故事背后无限的可能性。

听到的故事 ≠ 尚未说出的故事

我们往往认为故事只是现在被描述的故事。身为叙事的助人工作者,我们时常会听到人们悲惨的故事。如果缺乏叙事聆听故事的伦理观,我们往往极容易陷入求助者所描述的故事表面,而只顺应着感叹困难与不幸,很难帮助到当事人,而一同卡在问题故事的束缚中。

我早先在进行叙事咨询的时候,也碰过很多高难度的状况,很幸运的是有督导陪同当事人重新检视尚未被说出来的故事,而不是停留在原本问题故事的表面。

学了叙事之后，我们面对的故事就算非常凄惨，也不能将注意力只停留在凄惨的表面上，而要愿意持续陪伴当事人探索在这个凄惨的故事背后，还有哪些尚未留意到的地方，还有哪些尚未说出的努力与需要被重视的价值。也就是，叙事的聆听要跨越表面的故事，主要听见那些尚未被说出的故事，在贴近与好奇的对话中，和当事人生命的根源做更多的联结。

对人真诚地好奇

身为专业的助人者往往不自觉地以专家的角色出现，做出快速的分类与判断，而失去了对故事背后探索的好奇心和探索支线故事的可能性，特别是许多看似平凡的事物与经历，很容易被视为理所当然。这份好奇必须是真诚的，助人者需要放下自己的预设，贴近当事人的实际，才能发挥好奇，产生对故事流动的影响力。

对故事发展的相信

学了叙事之后，我们愿意用心体会故事背后可能蕴含着当事人在乎却尚未表达出来的故事。有时候我们确实会面对困难的问题故事，但是在叙事的伦理观中有份相信的承诺，就是我们一定可以慢慢找出当事人以前没有看到的支线故事，也就是潜藏的当事人坚定的信念与价值追求。这种"相信"的承诺也会不知不觉带给人们希望的力量，对希望的坚持，特别能够代表叙事的精神。

对观众的反思

我们从小到大可能参加过许多的表演活动，当表演结束后，台下的观众会鼓掌，甚至可能还会喊"再来一个！"。观众的角色是要表达自己的感动并且鼓励表演者，而表演者也可以从观众的掌声中获得未来努力的力量。

由此可见其实生命的舞台更需要观众,在当事人在分享故事的时候,我们身为聆听者,就是当事人生命故事的观众。我们要做专注的、好奇的、喝彩的观众,还是挑剔的、喝倒彩的观众?这些可能的态度对叙事故事的伦理观有着密切的关系。

另外,在跨越时空的对话里,我们也学习到观众不一定要在现场,通过不同时空的对话,我们可以建立新的观众群体,邀请不同时空下的自己或他人作为观众。这种观众的设定,也自然将观众带入故事当中,成为故事的一部分,拓展了故事。

Part III
创意叙事融于生活运用

1. 家庭生命周期的家庭关系

在家庭生命周期的不同阶段,如何共同调整、设计、创造幸福的家庭关系?

现代社会紧密的信息交流与互动不再以个人为单位,而更强调人们身在不同阶段、担当不同角色时的多重关系。家庭就是人们立足社会最小的团体单位,同时,家庭也是个生命有机体,家庭生命周期的细节会丰富家庭与个人的资源。

家庭生命周期

家庭是个有生命的有机体,会在不同的大环境之下演化,而现代社会的急剧变化更加深了家庭演化的复杂性。带着这样的理念,我们来看看家庭在不同阶段的发展,也就是家庭的生命周期(family life cycle)。

家庭的生命周期从出生到死亡固然可以顺着时间轴演进(如图11所示),但是不同阶段的挑战也会带出各种可能的复杂变化:

1. 出生

在一个家庭里,宝宝的出生标志着家庭新一代的开始。但是,有人生了孩子却无法抚养,有人不能生育而不得不领养或人工受

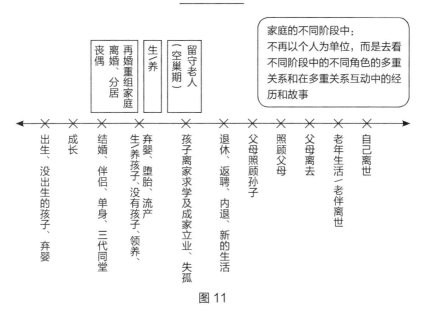

图 11

孕,再加上流产与堕胎变量的加入,挑战可能更加复杂。

2. 孩子成长

孩子从幼儿园到大学面对学习和成长的挑战,对整个家庭也会带来巨大的挑战,包括了可能出现的隔代教养、辍学、升学、职业发展等。

3. 结婚

结婚从相识、交往,到结束都充满了复杂的挑战,包括单身、丧偶、离婚、重组家庭、单亲、数代同堂,或是可能的分居等情况,很多都不是在举办结婚典礼时所能预料的。

4. 退休与老年生活

进入退休阶段的生活,仍然会有不同的变化,包括照顾孙辈,照顾父母,父母离世,度过老年生活,以及最终不可避免的临终与死亡。

现代社会紧密的信息交流与互动不再以个人为单位,而是强调了人们身在不同阶段,担当不同角色时的多重关系,"家庭"就是人们立足社会最小的团体单位。然而奇异的是,在如此紧密互动的信息时代下,现代人似乎更容易感觉孤单,这时家庭关系的质量就越发显得重要而珍贵。

每个家庭都需要定期修订家庭关系的蓝图,这张蓝图允许全家人在家庭生命周期不同阶段中可以共同规划和调整,而不是一辈子不必修改、可以一用到底的。

家庭关系工程的机动蓝图

家庭复杂与丰富的关系,并不是结了婚就能保证永久的幸福美满。面对这种复杂的家庭工程,有没有可能全家人一起针对家庭生命周期不同阶段的需求,调整设计出一个令全家满意和期待的蓝图呢?

我年轻时在美国攻读"家庭与婚姻治疗"博士学位,研究所附设有个家庭临床诊所,我们一边学习知识一边实习,帮助来求助的家庭。我发现前来咨询的家庭充满了各式的议题与挑战,包括亲子、伴侣关系、家庭暴力的议题,也有因家庭因素造成职业生涯与人际关系的议题,甚至还有酗酒或滥用药物的临床议题。我总是思考,有没有可能在一个家庭成型的过程中,就有机会好好地、明确地编织出一张家庭的成长蓝图,不需要走到最后必须求助于临床治疗。让家庭中每个成员平日都能够把心里的话说出来,促进家庭成员间的理解,找到与家人可以和平相处的方式,能够以家庭为单位共同面对这个日益复杂的社会。

在建筑工程里,设计师一定要先把建筑的蓝图设计好,才能接下来按部就班地进行搭建,建成一栋安全稳固又舒适的房子。

我们要如何带着叙事的理念，和家人一起设计出属于这个家的蓝图呢？

家庭蓝图整合着所有家人对家的期待和盼望，而不只是个人的意见，并且每个家庭的蓝图都会是独特的，必须通过家人的共同讨论而整理出来。

家庭机动蓝图，是指每个家庭都需要定期修订的计划蓝图，家庭蓝图不是一辈子用到底的。机动蓝图允许全家人在家庭生命周期的不同阶段中，共同参与调整设计家的蓝图。可能有人会说："都是一家人过日子，要什么蓝图？多麻烦啊！"而我认为，这个麻烦是个"宝贵的麻烦"，因为它会带给家庭更多的流动、更多的幸福感，所以这个"麻烦"还是值得关注和努力的。

幸福家庭关系蓝图

家人在一起，除了祈求基本的无病无灾，更希望拥有平安幸福，喜乐荣光。只是因为生活里充满了挑战与变量，家庭关系中的幸福感也会随之升降，如果这个家庭有一个共同设计规划的蓝图，大家就可以坐下来讨论、反思、再调整。

许多人对幸福的家庭关系都有期待，但每个人在每个阶段的定义都可能有所不同，需要家人定期共同商榷。在叙事的精神下，幸福家庭关系蓝图的设计可以从幸福的定义与实践切入：

- 家人可以分享各自对幸福的定义。
- 家人一起探讨共同创造关系中有幸福感的方法。
- 家人给予彼此反馈：对方曾经做了什么事、说了什么话，会让你有幸福的感觉。
- 家人削弱幸福感的行为有哪些？

每年的年底或年初，家人可以聚在一起回顾过去一年家庭关系中幸福感的变化,讨论大家期望新的一年如何共同努力创造更高的幸福感。有了这种定期检视,加上适时调整,就算在关系中感受不到幸福,也能适时地给予表达和反馈,对于这个家庭在关系上的调整会很有帮助。

对于幸福家庭关系蓝图的设计,还有几项原则值得大家牢记于心:

1. 幸福家庭关系是一个不断尝试的过程

人们在很多时候因为家人之间亲密和无拘无束,或将家人的付出视为理所当然,不知不觉间做出让家人难受的事或说出让家人不快的话。如果家庭有蓝图修订的机制,定期讨论到底什么会让家人不舒服、特别难受、感到被忽视或不被理解等,就可以发现错误并修正。

2. 家庭也是一个团队

家庭就是一个小型的组织。在企业组织里与人合作需要经历团队磨合的过程,一生相伴的家人更是一个需要时时磨合的团队。因为大家都不是机器,都是有感觉、有想法的人,没有人能够百分之百确定团队中他人的想法,也不知道自己的行为是否影响到他人,或干扰到团队的目标,所以定期的团队沟通是很重要的。

3. 幸福家庭关系是共同创造出来的

许多人觉得自己现在的家庭并不幸福,但是又羡慕那些看起来很幸福的家庭。其实幸福家庭关系是可以创造出来的,更重要的是,必须由家里的每个成员共同创造。这种幸福感并没有一定的模式,只要家人可以共同讨论每个人在家里经验到的幸福或者不幸福,聆听彼此的反馈,就能创造出属于这个家里所有人共同的幸福。

差异家庭关系蓝图

家庭的成员之间先天就有很大的差异,再加上性格、习惯、品味、价值观的不同,朝夕相处的家人要能够尊重彼此的不同意见,避免冲突,这是时时要面对的挑战。在这个提倡尊重多元文化的时代,其实许多人遇到的第一个多元文化环境就是家。在一个家庭里往往有不同成长时代、不同生活文化价值观念、不同年龄辈分、不同教育背景、不同社会阶层的家人,甚至还有不同社群媒体信息来源所影响下不同信念的家人,家庭先天充满了多元文化的挑战。

差异极容易引起对立,就难以保证幸福关系的建立。在叙事的精神下,我们可以先探索内部的差异。

以下几个方向可以帮助家人理解与接纳彼此的差异:

- 可以聊聊经历的彼此差异,以及这些差异带给家庭关系的影响。
- 可以讨论如何面对这些差异。
- 构建出一个如何在差异中建立幸福家庭关系的蓝图。

在社群团体的选择上,我们可以轻易地终止某些不合的团体关系,但是家庭是一辈子的关系,不是可以轻易退出的。我们要如何在明显的差异中建立起幸福家庭关系?这是一个需要被关心的议题。

叙事的家庭支线故事，来自家庭中难能可贵的闪光点，挖掘到和丰富了这些既平凡又不平凡的故事，就找到了家庭的力量。

把家庭的故事找回来

家是个奇妙的地方，不同性别、不同世代、不同个性的人，因为血缘而相聚、一同成长，交互的碰撞与磨合产生了不可替代的生命经验，当然是一种不容小觑的生命孵化环境。

每个家庭都有许多的故事，在每个家庭的生命周期里都有丰富的故事，但不是所有的故事都有机会被看见、被理解。因此，如果我们能够不断把家庭故事找回来，家庭的关系就会有所变化。单薄的家庭故事代表着单薄的家庭关系，丰富的家庭故事更能丰富家庭渴望的关系。哪些家庭故事值得找回来呢？

找出家庭的故事与力量

现代社会快速与复杂的生活中，家庭关系中的"见证"可能比"是否做得完美"的"批评"更为重要。一般而言，人们重视不断进步，而且进步的脚步要快，但是个人与家庭在面对不同的生命阶段时，时间往往因扮演的多重角色而被压缩。家人在一起吃饭时闲话家常，或好好聊聊的机会都已经大幅度减少，如何持续参与家庭关系中不同阶段的细节，是现代生活的困境。我们希望找出家庭的力量来帮助家庭中的每位成员，特别是可以通过家庭中关系的对话来开启家庭的力量。

在我做家庭咨询的经历里,成年子女常常不知道如何与父母对话,特别是那种能够找出家庭力量的对话。以下几个问话例子可以带出许多父母没有机会表达的可贵之处,也就是这个家庭的力量。这些问话的建议都具有好奇父母支线故事的意图,并且见证他们一路走来隐藏的坚持。

- 父母抚养我们长大,他们最不容易的地方是什么?
- 支撑着父母背后的力量是什么?
- 父母童年记忆最深刻的故事是什么?
- 童年时候的父母会对现在成为"父母"的自己满意的地方有哪些?
- 作为子女的我们,最想感谢父母的地方有哪些?

家族历史故事

家族历史故事是家庭的宝藏,是祖辈到父母辈们用自己的生命走过的真实故事。每当我有机会听到父母讲述自身的故事,或传述祖辈的历史时,内心都有一种踏实的联结感。

许多人在成长期间,或许对长辈重复陈述往事的情况有过不耐烦,其实这些不断重述的往事一定蕴含着长辈的价值追求、期望、过往荣耀,以及担忧害怕,有时似乎不见得符合事实,或者充满令人听不下去的抱怨。那么学习了叙事之后,我们应该如何聆听这些家族的历史故事呢?

- 不要急着批评,也不要对故事提出建议。
- 保持真诚的好奇,让长辈说出更多未曾说过的故事。

带有叙事精神的家庭支线故事

把故事找回来的另一个角度,就是找出带有叙事精神的家庭支线故事。这是指家庭故事中难能可贵的闪光点、不易的故事、既平凡又不平凡的故事,或是让人感动的故事等。家庭支线故事也是家庭的另一种宝藏。

我们学了叙事之后,就能用外化、解构、见证的视野来看待家庭中的问题,特别是带着挖掘家庭独特智慧的意图。这种视野会引出不同的家庭故事,尤其是那些隐而未现的支线故事。

如何通过叙事把家庭的支线故事找回来并且进行丰富呢?以下提供一些例子,是我从多年对话经验中提炼出来,从子女或助人者的角度提出,帮助找出家庭隐藏着的支线故事的问话:

- 爸爸,你最欣赏妈妈的地方是什么?妈妈,你最欣赏爸爸的地方是什么?
- 爸爸妈妈为这个家付出那么多,最想告诉我的是什么?
- 我觉得爸妈像个团队,很想知道爸妈是如何在背后支持彼此的。
- 爸爸觉得妈妈对这个家最大的贡献是什么?妈妈觉得爸爸对这个家最大的贡献又是什么?
- 每个家多少都会遇到一些困难,不知道在爸爸妈妈带领这个家的过程里,曾遇过哪些特别困难的事情?都是怎么克服的?
- 我小时候是个不容易教养的小孩,想必父母当时一定特别辛苦,当时是什么支撑着父母没有放弃我?

再举一例,父亲因生病卧床时,可以问:

- 爸爸一下子从家中顶梁柱变成需要被家人照顾的人,此时爸爸最不容易的地方是什么？
- 以前爸爸和妈妈可以一块儿处理事情，自从爸爸生病后，妈妈一方面要照顾爸爸，一方面要自己处理事情，此时的妈妈最不容易的地方又是什么？

学好叙事就会发现自己能够通过问话找到不同的家庭支线故事，带来家庭关系的改变。只要通过简单的问话，就可以让家人觉得这些问话好像问到了人心坎里，会让家人想表达更多，让全家有更多的理解、更深的凝聚，看到从前忽略的温暖细节而增进关系。

富有挑战经验的家庭故事

带有挑战经验的家庭故事，是家庭故事的另一个宝藏，所谓的家庭挑战经验，在我与人对话的过程里，曾经出现过"极端情绪""重病"以及"频繁吵架"等议题。身为子女的我们，在学习叙事之后，如何面对这些极具挑战的家庭故事是一个很大的考验。我们可以把过往父母呈现给我们的一些问题转化成对父母的好奇，愿意了解父母背后的心意，而先不急着责怪批评。希望通过对父母好奇的问话，打开另一个流动的空间，把父母的故事找回来。

曾经有学员与我分享，她父亲在家里一直都很凶，她一直都很害怕，不敢靠近父亲。学了叙事之后，她开始勇敢地与父亲对话，通过好奇的问话，让父亲有机会说出他为什么这么凶。原来，她父亲说小时候祖父会打他，他后来就告诉自己，以后绝对不能打自己的小孩。对孩子的"凶"，其实是父亲努力之后一个很大的变化。这段对话找回了不同的家庭故事，让这位学员非常感动，了解到这个挑战经验故事的背后，有着父亲跨世代的努力。

家庭中最常见的议题，往往表现为父母长期的争执吵架，对子女的成长产生了极大的阴影，这已经反映在我许多的家庭工作坊当中，成年子女学了叙事之后，都很希望能够找到父母争执背后的支线故事。以下几个例句问话可以帮助我们找出在吵架背后被遗漏的故事与资源：

- 我很想知道你们是如何一边吵架，一边还能够维护这个家的？
- 你们常常吵架，但其实背后你们最在乎的是什么？

长大之后的我们，可以试着与父母建立一种不一样的关系。叙事对话可以支持我们创造出不一样的家庭关系，不是什么都不能说，而是怎么说。尤其是一些曾经带给我们煎熬和痛苦的家庭故事，都不再是原封不动的故事，而是能够转化的家庭故事，让父母、家人在不被指责的空间中，好好说出背后的心意。

在我们的文化里，家庭关系总是很含蓄。我们的情感表达多倾向于通过"做"来呈现。一般不好意思说得太直白或肉麻，甚至不知道怎么说。但我的经验是，当人们有机会把关系中的煎熬转化成对话的好奇和理解时，不仅能够把家庭隐藏的宝贵故事找回来，更能带来家庭关系的恒久改变。

2. 家庭生命周期的伴侣关系

在关系中的这项"合伙事业",
我们如何开启对话的空间,
甚至在吵架中发现共识?

两个人愿意在一起,一定是对未来有憧憬,愿景就是伴侣共创的未来想象,是伴侣关系发展的框架。共同创造的愿景可以带领伴侣迎面生活烦琐的挑战。

伴侣关系的愿景

我一直觉得伴侣关系是一项巨大的生活工程,在这么复杂的工程里,基于如此深的缘分而能够相聚并一起生活,已经是个难得的机会。但是,在举办结婚典礼仪式之后所面对的生活磨合与挑战,往往让人淡忘了婚前曾经想象的关系愿景。家庭的愿景并不只是家庭财富、教育与事业发展的提升,更应包括幸福关系的规划。

探索关系的愿景

两个人愿意在一起,一定是对未来有憧憬、有希望,才会想携手同行。一般人在关系中也许会聊生活的目标和渴望,但能很慎重地把"愿景"这个对未来投资的项目好好地讨论落实,并且定期地反思,还是比较少见的。

我用"项目"这个词来形容伴侣关系的愿景,是因为我觉得"愿景"就是伴侣关系的骨架。愿景能够在婚前或新婚阶段便开始讨论最好,但如果伴侣从未慎重地讨论过,就算已经结婚多年,再来商量愿景,也还是会很有价值的。

伴侣一起生活很不容易,许多的伴侣其实都还没有机会诉说和探索他们关系中的愿景,并且好好讨论,就直接进入到生活面对众多的挑战中,婚姻生活中烦琐的事情就会不断干扰着伴侣关系。但若关系的愿景不断地被彼此丰富,就能够更好地保护充满了挑战的伴侣关系。

如何找出关系的愿景?我们可以在伴侣的关系中对以下的问题做思考与讨论:

- 我们想要创造怎样的伴侣关系?
- 我们可以如何理解对方,也让对方理解我们?
- 我们可以分别为这个关系做怎样的努力?

当双方对关系的愿景能够更清晰地理解觉察,就更能用心地照顾好这段伴侣关系,享受到伴侣关系中的幸福生活。但是,每对伴侣自己的需求与对未来的想象可能都不同,而且不同的伴侣也会有不同的愿景,并且在不同的阶段与状态中,都可能需要创造与开发,所以不断讨论彼此对关系的愿景是必须的。

在准备这本书的时候,我和我先生也开始讨论我们迈入初老的伴侣关系愿景,也就是如何面对身体开始老化、面临退休或新的生涯规划,以及生活重心等的变化,进而创造属于我们初老的伴侣关系。这些都没有标准答案,我们也还在学习与努力的过程当中。

创造伴侣关系愿景的对话

不管是新婚燕尔,或是已经结婚十年,都能谈谈此时此刻你们关于伴侣关系与共同生活的愿景。如果觉得两个人的关系尚且不是那么亲密,也可以谈一谈对关系的期待,也是商量愿景。这样的对话展现了对改变伴侣关系的诚恳与质朴的努力。我希望各位不是看别人的关系多幸福,而是看在自己的伴侣关系里,可以如何让彼此幸福。因此,在伴侣关系的第一部分,就是谈清楚愿景,以及愿景的落实。接下来我分享一些在不同阶段,能够创造伴侣关系的对话问题。

婚姻初期愿景对话

结婚对于两个人的生活是一个新的开始,双方在组织家庭的初期若能够共同建构好关系的愿景,对于接下来的生活挑战与磨合适应会带来更清晰的发展走向。在伴侣两人之间、或通过第三人的访问,都可以进行以下的问话对谈:

- 两人想要建立什么样的家庭?
- 两人对这个家庭分别可以贡献什么?
- 两人看到对方最难得的地方是什么?
- 两人如何关心彼此的父母?
- 两人如何成为一个团队来商讨婆媳关系?
- 两人在财务、社交与职业生涯上要如何推进?
- 两人如何安排放松与休闲?
- 两人如何进行学习的安排?
- 如何计划生养抚育?
- 如何计划买房?

婚姻初期有许多事情在变化,当有机会把这些议题的愿景提出讨论时，就是对这个新的家庭做一个规划准备。

两人关系的愿景对话

对于两人关系的愿景对话，并不限于关系的长短，就算是结婚了五十年的伴侣，也值得探索愿景问话。以下几个好奇方向可以作为参考：

- 怎样的关系会让我们觉得能在一起生活真好？
- 在你眼中，对方的什么特质对这段关系有很大的贡献？
- 两人最希望对方包容和接纳的地方是什么？
- 两人如何在面对免不了的冲突下，仍然可以保护到彼此的关系？

有孩子的伴侣关系愿景对话

孩子出生，一定会造成伴侣关系极大的变化，许多父母因为小孩的出生而产生更多对话和交流，促进了原有的伴侣关系，或者因为缺乏更好地对话交流而撕裂了关系。伴侣关系的愿景当然需要两个人一起来重新定义。以下几个好奇的问话方向可以带出关系的愿景：

- 两人在生下孩子之后，除了做好父母，还可以如何持续灌溉彼此的伴侣关系？
- 两人分享自己做父母的满足以及对方做父母的不容易各有哪些？
- 运用想象力尝试替孩子发声，孩子会希望爸妈的伴侣关系还可以如何努力？
- 两人在父母的角色当中，最希望对方可以支持和帮忙的地方是什么？

在我们的文化里，一旦有了孩子，父母的角色就变得非常重要，相形之下伴侣的角色就会被边缘化。我们更需要关注以父母这个角色为核心的生活中，伴侣关系的角色如何通过不断地对话融入父母角色中。在孩子成长的不同阶段，伴侣需要定期维持着关系愿景的对话而进行调整；孩子长大离家之后，终究伴侣还是会回归到二人世界，所以伴侣关系的愿景对话不能在养育孩子的过程中停摆。

伴侣关系就是合伙事业

在现代，大部分走在一起的伴侣都是自由恋爱，或是通过介绍相识，交往后彼此觉得可行，而决定一同建立家庭；但是不知为何，慢慢在生活的日常里，本来看顺眼的人却变成了让人心烦的人。

家庭的挑战看似平常，但有时甚至比草创一项事业还艰巨，我觉得可以把家庭关系的经营比拟为一项关系的事业，而伴侣就是这个事业体的合伙人。通过这个比喻，我们可以如何投资，为这个事业做更多的努力呢？

谈到事业的发展，我们需要厘清事业的愿景、年度的规划、近程中程远程的目标、期末期中的检讨反思、研究发展的投入评估，以及团队合作默契的培养等。若将伴侣关系视为一项合伙事业，关系事业的合伙人就需要执行如同上述这些对事业发展的重要工作。

关系事业的研究与觉知

在华人文化里，父母的角色似乎远比伴侣的角色重要。其实，维持伴侣关系的努力，对于做好父母的角色才是最大的支撑力量。千万不要因为忙于养育小孩，而拖延或忽略了对伴侣关系的关注。

我一直觉得关系的质量与愿景非常值得研究，不是由外人去研究，而是由关系的当事人来做研究，也就是伴侣本身才是两人关系的专家。通过日常的对话，以及对关系愿景的交流，研究关系的质量。我在婚姻咨询专业技术的养成中发现，其实家庭最宝贵的力量，就来自良好的伴侣关系。

许多人在伴侣关系中受了很多气，不是忍气吞声，就是总在吵架中度过。当伴侣不能成为我们心中想要的样子、也就是觉得自己改变不了对方的时候，会感到很受挫，甚至怀疑这段关系的价值。这时，就是该去好奇，去研究"我们怎么了？"的时机。

伴侣关系中的影响因素是复杂的，我们在日常生活中一个眼神、一个表情、一声叹气、一个姿势，都可能对关系带来极深的影响而不自知。因此在研究中可以发现更多过去没机会看见的支线故事，进而去丰富，用这些故事来滋养彼此的关系。这种建立在研究基础上的伴侣关系，会更扎实、更稳固。

开启关系研究的对话

当我们对伴侣关系不满时，如果只是自己想，可能越想越苦，两人也可能有不同的思路，这时就需要打开研究伴侣关系的对话空间。虽然内心对对方有所不满，但还是先不以批评对方为开场，而是试着与伴侣用一种科学家的客观态度来研究一下两人的关系。

以下提供几个研究伴侣关系的问话例句：

- 最近我们两人在关系中各自的心情如何？
- 近来在我们的生活中，发生了哪些事让我们内心产生了疙瘩？
- 我们的关系在什么情况下比较好，在什么情况下比较不好？
- 我们看到自己和对方对这个家最大的付出是什么？
- 我们未来的生活还可以有什么变化？

这几个研究的问话,是在探索厘清伴侣关系的现状、问题、解决问题的可能性,以及对未来的憧憬。这种方式是通过研究的理解来调整伴侣的关系,如果没有先研究关系,将无法取得反馈,因而直接认定这个关系不好,最终导致疲惫不堪而放弃,是一件很可惜的事。

我不希望只有婚姻咨询师可以研究不同的伴侣关系,而希望在关系中的伴侣也都能自己研究彼此的关系,常常检验关系进行得如何,对彼此的关系能够有更清晰的觉知,进而发展、实验,得到彼此都想要的理想伴侣关系。

解构的接纳，是放下熟悉论述的标杆，试着好奇和理解伴侣如何为其生活脉络所塑造，而活出现在的样子。因为解构的接纳，我们会开始意识到身边的伴侣是特别的、是值得被欣赏的。

伴侣互相的认可

关系是件非常微妙的事情，当伴侣在关系中感受到自己的不同不但没有被嫌弃、没有被要求非改不可，甚至还会被认可、被欣赏，人在关系中就会松弛而有安全感，不需要再通过刻意的努力或表现来证明自己。

要能够达到在伴侣关系中被全然接纳，首先需要我们对伴侣的理解有一份解构性的思考，再加上独特的见证，这样的思考与叙事的核心精神不谋而合。

解构的接纳

伴侣在一起生活，冲突的起源来自彼此的差异，这些差异往往会在关系中形成对抗或妥协的状态，如果被要求改变的对象长期偏向某一方，那么被要求妥协的一方内心其实很难平衡而容易造成不满。

我年轻时在美国求学与工作，总爱拉着先生参加各种或正式或休闲的聚会。当时的我觉得应该多参加聚会，建立社交关系，而且我也确实享受这些聚会；但我先生常常在开车回家的路上显得不快，主要是他不喜欢和一大群不熟的人社交，但我还是强迫他一起去，以符合我心中熟悉论述的"量尺"。后来我才逐渐开始思考，他和我不一样的地方到底在哪里？为什么这些聚会使我那么开心，对他而言却像是折磨？我慢慢地才了解，他并不是完全不喜欢社交，而是喜欢和比较熟悉的朋友在一起，或者就算不熟也希望有些共同话题可交谈。我们后来决定，如果是需要夫妻出席的正式邀约就尽量一起出席，但是我会先向他人做介绍并陪伴在他身边，直到他在那个聚会中有了可适度交流的谈话对象出现，或者试着尽量在家里办些小型的聚会，他身为主人也会比较放松；如果遇到一个我很想去但他完全没兴趣的聚会，我一个人去也没问题。这些都是基于我们对社交聚会不同需求的解构的接纳。

要能够接受差异，必须学会解构，达到对伴侣解构的接纳，是个不容易保持的态度与习惯。解构就是放下自己认为的"真理"，愿意好奇对方，理解对方之所以不同的起因，然后大方地包容并内化为真诚接纳。在叙事中，解构的接纳指的是放下熟悉论述的标杆，好奇并理解伴侣是在怎样的生活脉络中被塑造而活成现在的样子。这是一种打从心里的贴近与接纳，而不是主观性的调整。

我在陪伴许多面对冲突的伴侣之后，有一些深刻的体会可以分享：

- 在关系中其实都渴望被彼此接纳、理解、欣赏。
- 希望自己在这个关系里是有价值的，而不是一无是处的。
- 希望在关系中是自在自由的，也就是可以做自己，而不是扮演对方期待的角色。
- 自己的短处不会被对方贬抑，而是被允许、被尊重。
- 能时时被鼓励、被相信。
- 希望多被对方看见优点，纵然可能只是一些细微处。

- 不因对方拥有的东西而影响彼此感情的程度，而应只是单纯的喜欢。

在关系中的价值感对于伴侣关系特别重要。有些伴侣在一起并不是很开心，其中一个关键的因素是觉得自己在这个关系中好像可有可无，没有被珍惜地看待。因此，时时看到对方的价值与重要性，不理所当然地看待对方，对于伴侣的相处特别重要。

人们在生活里都渴望有一个自在的空间，当两人一起过伴侣生活的时候，这个需求还在。如果两人都能够自由地呈现自我，不勉强自己去成为对方心目中的人，也不勉强对方变成自己心里想要的样子，那两人在这段关系中，都会自在而舒服，亲密关系才能走得长远。

独特的见证

实践了解构的接纳，我们开始看到身边的伴侣是特别的、更值得被欣赏的，而不是需要被矫正的。这种关系中的思维在叙事里还需要加上独特的见证，也就是伴侣不只是被"解构的接纳"，还能被欣赏到彼此的独特，是一种打从心底的欣赏，不再聚焦对方的缺失，而是把关注点放在对方的特别之处上。

关系中的被看见，不只会协助塑造伴侣的自我价值感，同时也会促进双方对伴侣关系的信心和认同感，好的伴侣关系是被看见、被挖掘出来的，也是被爱出来的。带着独特的见证，在人生的舞台上，我们就成为会带给伴侣力量的观众，而非削弱伴侣力量的观众。当然，独特的见证需要自然地流露，而非刻意地表达，是由内而外自发的，而非止于口头的传递。

我相信，当我们对伴侣有着发自内心的独特见证时，不仅是表达的语言上，连看伴侣的眼神都会有所变化。例如，谈恋爱时，恋人的眼神是火热的，但面临现实生活的挑战之后，如果缺乏解构的接纳与独特的见证，取而代之的可能是要求的眼神、不满的眼神、疏远的眼神、失望的眼神、不相信的眼神、放弃的眼神、愤怒的眼神甚至是不屑的眼神。所以，解构的接纳之余，还需要对伴侣的独特处做出见证，不仅是口头的表达，更需要有发自内心的、非口头的见证，包括了眼神与肢体的展现。

当过往的旧伤与痛处可以被伴侣了解和安抚时,这种关系中的包容与疼惜,对往后的伴侣生活会带来深刻的联结与共同成长的机会。

安抚伴侣的旧伤与痛处

伴侣关系的磨合期间,争执吵架在所难免,许多引爆点都在看似并不重要的小事上,但深层的原因往往是触及了双方某些旧伤或痛处。许多旧伤或痛处的处理并不是一次伴侣间的深谈,或一段专业的咨询就能够永久抚平的。伴侣固然是能成就彼此,但我认为,伴侣间的相处更是个在关系中疗愈彼此旧伤与痛处的机会与过程。

在叙事的精神里,我们可以探讨如何在关系中打开关于旧伤与痛处的对话空间,让原本不容易说出的故事在关系中开始流动,通过双重故事与见证的力量而逐步疗愈。

在关系中疗愈旧伤

在进入伴侣关系前,双方在漫长的成长过程中所有跌跌撞撞的经历,包括了那些使自己感受到伤害的事件与情绪,都不一定有机会告诉对方。我在大量与不同伴侣关系工作的经历中发现,许多关系中的引爆点往往都和过往成长过程中的旧伤有关,一旦过往的痛处在现有关系中被触及,就可能是一场争执吵架风暴的开始。

当关系中的一方在对话中觉得自己并没有恶意要攻击对方,但对方的反应却非常强烈,并对自己表达出愤怒的情绪时,这就是一个需要慢下来了解这个"愤怒"的时刻,而不是对这种情绪反弹、直接进入争执。这种带有叙事精神的响应特别重要,能够让愤怒不已的对方有机会被了解、被聆听、被关心,我称此为在关系中对旧伤的疗愈。

许多旧伤倾向于在亲密关系中显露出来,虽然也会在其他人际关系中被触及,但不一定有机会去处理。尤其是童年的旧伤在伴侣关系中被引爆时,其实所引爆的情绪往往蕴藏着人们对情感的重视和对关系的渴望。

学了叙事之后我们可以大胆地关心对方的情绪,让对方的伤处可以被好好了解与安抚,这是伴侣关系对旧伤最大的疗愈力量,而且这种包容与疼惜,对往后的伴侣关系生活会带来深刻的联结与共同成长的机会。

好奇伴侣痛处的问话

当一方无意触犯却造成另一方不悦的隐藏痛处,俗称"踩雷"。伴侣潜藏的旧伤与痛处,可以以叙事对支线故事的发现方法,用好奇的问话带出,比如:

- 刚刚我们在讨论那件事的时候,我看到你脸色一变,好像在对我生气,到底发生了什么事?
- 我们的讨论让你想到了什么,还是想到了谁,让你很不舒服?
- 我刚刚问你的问题似乎让你变得不耐烦,是什么让你不舒服?
- 你刚刚发了那么大的火,我也不舒服,本来想与你吵,但我还是想问你:什么事让你那么生气?

这些叙事的问话只是个开始,通过真诚的表达与好奇,虽然可能只是针对当下的问题,但也许会因此打开过往旧伤的故事。将此刻的争执转为好奇的对话是一种叙事的修炼，不容易做到，却是在伴侣关系中一生都值得做的练习。

伴侣关系的吵架共识

将叙事运用到伴侣关系当中，我们可以学到用不一样的问话来好奇。如果伴侣关系是一个安全的、打开心门的关系，那么许多原来不容易说出来的故事也得以表达，是一件很幸福的事情。

如果需要通过吵架才能够达到沟通的目的，就得"好好地吵"，但原则是不攻击对方，而是可以大声说出平日没机会说出的声音，让双方都能好好听到未被理解的部分。其实吵架最终还是为了促进长远的伴侣关系，若吵架永久摧毁了伴侣关系，就白吵了。

伴侣对于"吵架"这件事，可以在平时就讨论，先达成一个共识，例如：

- 吵架的目的与价值是什么？
- 吵架的原则有哪些？例如，就事论事，绝不破坏物品等。
- 绝对不能攻击对方的地方有哪些？
- 双方同意最长的冷战时间是多长？
- 和解的方式有哪些？
- 每次吵架和解之后，检讨哪里吵得不好，下回吵架可以如何改进。

有些文化或教养对吵架的行为并不支持，虽然吵架也不必然是伴侣关系改进必经的过程，但是一般人还是可以在伴侣关系中通过吵架实现更多的理解，如何吵架绝对是要一辈子学习的。

3. 家庭生命周期的亲子关系

如何陪伴父母看到他们隐而未现的心意和坚持、挖掘出做父母的力量？

叙事的理念，不直接"教导"父母如何帮助孩子，而是陪伴父母看到他们隐而未现的心意与坚持，也就是他们做父母的力量，然后带着这份挖掘出来的力量支持和帮助孩子。

健康的亲子关系基于被理解的父母

在许多家庭教育体系中出现了问题之后，往往第一个被指责与被要求调整和改变的就是父母。大家谈到如何增进亲子关系，大多着重在提供父母如何教导孩子的方法，以及孩子在不同年龄层特别应该注意的事项。这些常见的方法对于父母与孩子关系的建立固然有一定的帮助，但是，根据我多年处理亲子关系议题的经验显示，为了能够更好地处理亲子关系，首要的工作还是先陪伴并理解父母。当父母的角色、期待、挑战、心情，以及意图都能够被充分地了解与厘清之后，也就先帮助父母回到了作为"人"的角色，然后才能够有效调整亲子关系。

在叙事的理念中，不会直接"教导"父母如何帮助孩子，而是陪伴父母看到他们隐而未现的心意与坚持，也就是他们做父母的力量，然后带着这份挖掘出来的力量，支持与陪伴父母帮助孩子。当我们巩固了亲子系统中最重要的角色之后，父母产生的信心与力量才能够传递给孩子，建立起一个健康的家庭系统。

担心的背后是期望

从古至今，许多父母一生的努力和付出，就是希望尽己之力给孩子一个美好的未来，让下一代过上衣食无忧的好日子。教育永远是我们华人在亲子关系中特别重视的议题。

虽然广义来说亲子关系包含了父母与子女互动的质量，但教育常常是其中最关键的一环，许多亲子关系的好坏几乎都与孩子的课业表现捆绑在一起，因为课业表现的议题而造成冲突来求助的现象，在咨询的领域极为常见。其实，多数父母表现出来的担心，都是对子女深刻期望的展现。

叙事的亲子关系陪伴，第一步就是"与父母的担心同在"。仔细聆听父母，帮助父母更多地思考自己"如何做父母"，看到父母有哪些想法，这些想法的源头是什么。这些想法与父母自己生命经验的联结，以及给孩子可能带来的影响。同时也检视这些想法对孩子是重要的吗？是最适合的吗？我们希望在关心、好奇、理解父母的担心之后，支持父母达到一种产生信心的状态，再陪着父母检视可以如何陪伴孩子的成长。

多年前，我在某市举办的工作坊结束之后，抽出时间与一对坐了十几小时火车前来的母子见面。这位母亲对十几岁儿子的课业表现充满了极多的担心与焦虑，我好奇地问她为什么这么担心，她说起小时候觉得自己长得丑，但只要考到第一名就会得到大人的特别关注,平衡了自己对长相的自卑,所以她拼命努力考第一,也如愿做了老师。我特别邀请这个高大的男孩替那位还是个自卑小女孩时的母亲做见证,他说他看到了那个小女孩的坚强与聪明,更重要的是,后来他也见证了自己观察到的母亲许多优点,包括她的孝顺与坚强,这些见证让母亲受到了极大的感动,她说看到自己孩子成熟的一面之后,减少了许多担心,也认识到考第一名终究只是当时自己寻求认同和价值的方法而已,也许日渐成熟的儿子不一定需要用这种方式来面对未来的挑战。有时父母要看清楚自己对孩子的担心,其实是来自一种期待,特别是有时这种担心只是延续了自己过去的经验。

当父母的担心没有机会被关照的时候,亲子关系的议题往往就因孩子未能配合而使人困扰。我们先关心父母的"担心",才不会被"担心"带着跑,"担心"好好被理解之后才能转化成力量来支持父母。

处理亲子关系的叙事对话,首要还是先照顾到父母的担心,让父母可以被理解,进而逐步相信孩子潜藏的但被父母因担心而遮蔽的能力。对孩子的信任一定会鼓励到孩子,让孩子有机会增强行动信心,如此父母的担心程度就有可能减轻,这是一个良性的循环。

叙事的亲子教育哲学观

一般来说,亲子关系主要分为两大阶段,第一阶段是小孩成年离家之前,第二阶段段是成年离家之后,而教育一直是前者的主要议题。

学了叙事之后,我们知道孩子对故事的诠释,特别是父母所描绘出来属于他们的故事,会对孩子产生增强或弱化的影响。也就是,我们必须思考如何通过带有主动经营与建构的问话和贴近的好奇，去聆听孩子、陪伴孩子，帮助他们找出自己勇敢的、努力的、有潜力的地方，这种对故事的诠释与探索很值得经营。

在叙事精神的引领下，我们对亲子教育有以下的反思：

- 故事会塑造孩子的自我认同，包括了父母的描述以及孩子对自己的描述。
- 如果我们看到的都是孩子的问题，孩子就会认为自己是一个问题孩子。
- 父母想在生活中为孩子创造怎样的故事？
- 什么样的故事能够带给孩子力量？
- 什么样的故事会削弱孩子的力量？
- 父母可以怎样做孩子的观众？
- 即使孩子有问题、有困难，但仍有哪些闪光点？
- 如何在社会的竞争中培育出独特而自信的孩子？

现代的学校教育，重视为不同的学科打下良好基础，但另外还有一个层次也许比学科更重要，就是培育孩子面对生活的力量和信心，父母在这个部分的培育过程中扮演着关键的角色。过去的教育倾向于大人告诉孩子事情的答案，由大人负起责任；但是在叙事里，我们会想办法寻找孩子的故事，通过搭脚手架的叙事问话陪伴孩子，寻找贴近他的答案和故事。通过父母的好奇提问与相信，孩子可以在被欣赏的空间中逐步面对不同的挑战，积累更多的信心。

陪孩子在困难中找到力量的问话

在叙事的思维中，我们会思考如何在孩子的成长中，帮助孩子成为自己生活与学习上的小主人和小专家。这种思维并不是放纵孩子自行发展，而是陪孩子为自己的生活和课业做规划，不断找出孩子的力量与信心去面对各种挑战。父母可以用好奇的问话呈现对孩子的相信，特别是相信孩子总能够想办法克服困难，这点并不容易。

以下分享几个可以陪伴孩子在困难中找到力量的一些问话：

- 你最近在学校有遇到什么困难吗？
- 你如何理解这个困难？
- 你觉得自己可以如何面对困难？
- 你觉得自己有哪些优点可以陪你面对困难？
- 在面对困难时，你需要怎样的协助？
- 在面对困难时，你希望自己是一个怎么样的孩子？
- 愿意面对困难的你，是个怎样的孩子？
- 你猜五年或十年后的你，会如何看待自己现在的努力？

这些叙事的问话运用了丰富、外化与跨越时空对话的技巧，可以打开孩子思考的空间，帮助孩子发掘出属于他们自己的力量。带着这些叙事精神设计出来的问话，会激发每一个人去思考，有什么方法可以应对他们生命中的困难。这样的问话可以多练习，让孩子不断积累更多的自信。

反思亲子关系的结语

现代教育与社会生活对于课业成绩的要求越来越高，父母的压力也越来越大，这种竞争的环境往往成为许多小孩成长时期的阴影。或许我们会认为这种影响只要等他们迈入社会，进入职场与婚姻之后，就会被遗忘，但是，我在不同的临床与生活经验中发现，事情并不是如此简单。

多年前一次我在美国开会需在外住宿，当时与另一位学员共享一个房间，我们原本就相识，但我总感觉，她不是很快乐，直到她告诉了我她成长的故事，我才明白为什么她脸上总带着一种忧愁的表情。她说母亲是哈佛大学著名的法律学教授，非常优秀，虽然她知道自己永远也无法像她的母亲那么优秀，但是她觉得一直以来母亲并没有好好看待她这个女儿的优点或长处。她告诉我，已经四十多岁的她一直都还在寻找自己的价值感，非常辛苦。当时的我就想，不管父母多么优秀，都一定要记得时时给予孩子机会去表现，让"我是有能力的"思维，可以放在孩子的心里，陪伴他们长大。

还有一个让我印象深刻的案例是，一位三十多岁的男士与女友一起来见我，我们谈到了他们的关系，以及他们可以如何陪伴女友九岁的儿子长大。这位男士也提到自己的父母非常成功，都是常春藤名校的教授，但他自己学习的历程却非常坎坷，连大学都没毕业，在他的原生家庭中没有什么地位，也觉得不被尊重。但是，他的女友非常珍惜他，让他慢慢恢复了许多的自信，他也希望可以陪伴女友照顾好女友的孩子。我替他觉得庆幸，能够在亲密的伴侣关系当中找回自信。这个案例也让我再度看到，无论父母多优秀，都不能忘了陪伴孩子探索其蕴藏的优点与力量，否则孩子长大后可能要用一辈子的时间寻找自己的价值，相当辛苦。

亲子关系在现代社会并不是一成不变的,越来越多的家庭可能经历剧烈的变动,包括了离婚、再婚或者单亲抚养子女等。

变动家庭中的亲子关系

亲子关系在现代社会并不是一成不变的,越来越多的家庭可能经历剧烈的变动,包括了离婚、再婚,或者单亲抚养子女等。再加上近来逐渐浮现的老龄化社会议题,也就是中年与初老的年龄层,开始面对可能要面临各种身心健康问题的高龄父母,就必须重新建立不同的亲子关系。

离婚的亲子关系反思

现代社会中离婚是一个常见的现象,因为促成离婚的因素既多又复杂,继续经营一段充满问题的婚姻非常困难,所以相当比例的已婚伴侣会选择结束婚姻。但是,父母双方与孩子的关系并不因此而结束,所以处理离婚的家庭生命周期阶段是一个巨大的挑战。

以叙事的角度看待离婚,基本上仍保持着一种从困难中找出资源的思路。我们可以从父亲、母亲与孩子三方,分别探索这个问题故事中可能带来的资源、改变的闪光点和支线故事,再顺着这些闪光点丰富和稳固这段面临分开的关系。我们可以从不同的方面帮助三方都不放弃这份关系,包括:

- 在经历父母离婚的时候,孩子最担心的是什么?

- 如果不能与父母同住，怎样的安排对孩子最好？
- 父母如何面对和处理孩子与其中一方较亲近或较疏远的问题？
- 离婚对每个家庭成员的挑战有哪些？
- 在适应离婚的过程中，每个人是怎么帮助自己的？
- 如何在离婚之后做更好的父母？
- 如何在离婚之后维系住孩子与双方家族的联结？
- 如何协助孩子在离婚后适应在不同居所的生活？
- 双方在展开各自新生活的同时，如何平衡地接纳和考虑孩子的需求？

我在美国的一位好友多年前也面临了离婚的问题，夫妻二人都是大学教授并领养了两个女儿。他们夫妻原则上认为，离婚完全是两人的事，不应该让孩子有任何的负担。协议分开居住但共同抚养之后，他们帮孩子准备了一模一样的生活设施、玩具与衣物等，让孩子在两处的生活完全没有因搬家而有不适应。当然他们也理解离婚必然对孩子带来些许的阴影，但夫妻间不断理性沟通，并考虑孩子的想法和意愿，总之努力将离婚的负面影响降到最低。我觉得这些做法令人感动，而且我也极为欣赏他们在这个安排上所发挥的创意。

离婚后夫妻虽然不再是夫妻，但是父母的角色却是一辈子的。我曾经处理过成年子女面临的两难困境，因为她离婚的父母完全不相往来，甚至都不愿同时出现在她的婚礼中，使她极度为难。在这个挑战的历程当中，如果大家都可以持续看到彼此的努力，对于离婚后的家庭关系也会有所支持。

再婚的亲子关系反思

离婚固然充满了挑战，但之后的再婚，特别是有孩子参与其中时，更是双重的挑战。

对于双方还没有孩子的再婚，那么一切似乎就是从头开始。其实离婚的心理成本很高，虽然再婚可以疗愈前一段婚姻结束带来的影响，但如果一方或是双方有孩子，这种重组家庭的适应需要更大的努力。

对于重组家庭需要更多方面的反思，这是一个需要长期对话的过程，最好有叙事的专业思维引导，不断打开重组家庭的对话空间，这些讨论对话的方向包括：

- 两个家庭的成员可以如何融合在一起？
- 重组家庭可以建立哪些新的仪式来创造归属感？
- 再婚夫妻如何互补并支持彼此做好再婚父母？
- 双方要如何维系与新旧家族长辈的关系？
- 非亲生父母要如何与对方子女建立新的亲子关系？
- 非亲生父母如何更有创意地带给孩子更大的影响力？
- 重组家庭的父母，要如何同时面对共同新生的孩子与前段关系的孩子？

我认识一位做了许多重组家庭咨询的家庭治疗师，在一次的分享当中，她提到在陪伴这些来自重组家庭的孩子时，孩子最需要的是创建对这个新家庭的记忆，新组家庭需要更多的仪式来填补曾经中断的历史。所以，她会建议这些家庭重新制作新的家庭相册来记录新家所有的活动，让这个新家庭的孩子顺着新的相册来讲述家庭各式的活动、庆典和历史，造就孩子对重组家庭新的认同，这非常有帮助。最后我想说的是，不论遇到任何的挑战，其实孩子对爱永远不嫌多。

单亲的亲子关系反思

现代社会的复杂性,让单亲成为一种被普遍接受的家庭形态。而随着婚姻形态的变化,单亲家庭也发展出许多不同的形式,包括了离婚不再婚、伴侣过世甚至未婚认养孩子等,这些都是单亲家庭。

单亲家庭早先是被歧视的,但其实单亲父母所要面对的是多重挑战,更需要被尊敬。叙事坚持对所有家庭都能以去标签化、去病理化的思维看待,更尊重不同类家庭面对挑战的努力,用心看到不同家庭生命周期里那些细致的、不简单的地方。当这些不是理所当然的经历、故事被见证之后,家庭就会产生出力量。

单亲家庭的亲子关系,从三角结构转为二点间的互相依靠,家庭的互动变得更为直接,但少了三方交互作用的缓冲,单亲父母与子女间的沟通变得更为重要。叙事的思维对单亲家庭有以下反思,包括:

- 单亲父母特别不容易的地方有哪些?
- 单亲的孩子最难得的地方是什么?
- 单亲父母如何兼顾工作与孩子的抚养?
- 单亲的家庭关系中最珍贵的地方是什么?
- 单亲家庭拥有哪些双亲家庭所没有的力量?

我记得多年前在一个社会福利单位做团体督导,其中一位大三的实习生在督导的过程中分享了自己身为单亲孩子的故事。他提到每天不论多晚都一定要等妈妈回到家才睡得着,我接着丰富了他这个单亲环境下长大的经历故事,发现虽然他母亲一直提醒他可以先睡、不用等自己,但他的等待表达了对母亲深深的关心。通常我们听到的都是父母等孩子返家,但这个故事提醒了我单亲家庭那种更坚固的联结,令人感动。

成年子女的亲子关系

早期我谈亲子关系，比较侧重在孩子还小的养育教育阶段，但随着孩子长大结婚和自己的父母进入老年，这时双向的亲子关系培养，就开始值得人们好好探讨、重新出发。

许多人在成年后检讨自己的成长经验时，不免探讨成长过程中与父母的关系带来的影响。我发现成年子女不论是否与父母同住生活，都还是希望能被父母认可、接纳、理解与欣赏。同时，当父母愿意好奇孩子的生命经历，也就是另一个世代的经历，并且愿意聆听成年子女的生活分享，也就是父母放下"教"的角色，逐渐扩展为"陪伴彼此"的过程。成年子女也可以多好奇父母的成长故事，这种对家族志业的传承，对父母生命经验的肯定，会直接提升父母的身心健康。

在叙事的思维里，探讨成年子女的亲子关系时包含了两个方面，一方面是年老父母如何对成年子女保持好奇，另一方面是成年子女如何对年老父母保持好奇，双方逐渐从过去自上而下的教导关系调整为平行的陪伴关系，以下分别以父母与子女的角色各自举例：

年老父母对成年子女的好奇导向：

- 你觉得自己最强的能力与特色是什么？
- 你想要做怎样的父母？
- 你最想将哪些家庭历史传承给你的下一代？
- 你希望建立一个什么样的家庭？
- 你觉得在工作上最不容易的地方是什么？
- 这个阶段的你，希望我们怎样支持你？

成年子女对年老父母的好奇导向：

- 聊聊父母的成长经历。
- 父母对老家的回忆有哪些?
- 父母最难忘的童年经验?
- 父母是怎么认识的?
- 父母如何建立起这个家?
- 父母觉得照顾这个家最辛苦的地方是什么?
- 父母最想要传承给下一代的是什么?

当成年子女与年老父母都能够互相好奇、互相欣赏,并且理解彼此的需要与愿景时,就能够充分促进这个阶段的亲子关系。当然,在双方都逐渐进入中年、老年、晚年的过程中,还会伴随着身体、心理、价值观与资源的变动,所以应该保持着在变动中的持续好奇,让欣赏与理解在亲子关系中充分流动。

4. 家庭生命周期的老人关系

> 在关爱老人的同时，如何允许老人拿回掌控自我老年生活的权力？

家庭生命周期中的老人关系，并不必然随着岁月流逝而固化，通过叙事的陪伴，往往能够拓展老年生活的希望与可能性，带来家庭关系的流动与创造性的发展。

▍松绑对老年的定论

我早期在工作坊中谈到老年议题时，有一些学员觉得讶异，似乎心理学的学习一向都聚焦在陪伴自我的挑战、小孩成长教育问题以及亲密关系的处理等方面。但随着社会老龄化程度加深，现代人因为医疗、食物、生活质量的改善，活得比以前更长久，不知不觉间老年议题已经成为我们日常生活的一部分，需要好好关注。老年这个阶段真的就如同所谓的行动变慢、记忆流失、唠叨重复、衣着过时等刻板印象吗？

其实家庭生命周期中的老人关系，并不必然随着岁月流逝而固化，通过叙事的陪伴，往往能够拓展老年生活的希望与可能性，带来家庭关系的流动与创造性的发展。当老年岁月的延长已经是普遍现象时，父母与自己的老年都需要被关注，我们当然需要好好学习如何经营老人关系。我在读家庭与婚姻治疗博士的时候也辅修老人学（gerontology），当时就发现老人学在20世纪90年代的美国已经是一门显学，包括了生活设施的设计、老年生活的需求与质量研究。而当我自己也进入了"初老"阶段，与周边朋友亲人开始面对老年长辈不同程度的失能照护与临终议题时，我也开始检视，可以如何开始自己的初老阶段？如何持续深化我的伴侣关系？如何拓展同一起老去的兄弟姐妹间的情感关系？如何巩固与丰富日益扩大的家庭关系？用叙事的理念来陪伴我们看待"老"这件事，值得好好探索。

允许老人拿回老去的主导权

曾经有一位参加我工作坊的学员提到，她年迈的母亲突然想要多参加的旅游活动，她一下子不太能接受，认为母亲年纪这么大了，应该放慢下来多休养，长途旅程在体力与精神上的要求对老年人来说太高了，她实在不放心。通过我们一段贴近母亲思路和期待的对话之后，她才恍然大悟，原来自己不知不觉顺应了关于老年的熟悉论述，忘了自己可以用解构的方式，面对老人本来就不应被限制的探险与创造，特别是老人的生活质量与尊严不能因体力的衰弱而被忽略。我们是不是可以在叙事精神的引领下，把"老"的定义和主导权归还给老人，不再是由子孙们来做唯一的决定，而是多问问老人他们想要怎么做、想被如何看待，让他们也有空间表达自己的想法，也有参与事情的决定权，这对老人家是特别重要的事。

用叙事陪伴老化

我记得父亲还在世的时候，我们聊到他常常很急躁。他告诉我,他急躁是因为怕自己会忘记,特别是因为年纪大了开始觉得自己记性不好,所以想到什么事情就要赶快去做。原来爸爸的急躁是希望不要把事情忘了,希望能够掌握时间把事情做好。了解了父亲急躁背后的意图,我开始对爸爸的急躁又有了一份理解与包容,以前每当看到他急躁的时候,我们周围的人都要他别着急,还带点否定,但是在那回谈话之后,再看到爸爸急躁的时候,我知道爸爸只是怕自己忘了而想要赶快完成,我开始珍惜和尊重他的这份急躁。以叙事的精神陪伴老人就能够引导出更多的体谅与尊重。

欣赏与见证老人

很多老人退休之后社会活动的参与减少,最怕自己没什么用了。怎么陪伴老人的自我认同与自我价值感的重建,是需要被关注的事项,也建议晚辈多以欣赏的视角陪伴长辈。家人常常因为担心或着急,而"指导"老人应该如何生活。其实真正有帮助的做法,是从不同的视角多发现老人很难得的地方,哪怕只是小小的细节,当老人家有机会被周围人欣赏的时候,对自我的认同就可能提升。

多年前我有机会去一间老人院为院方做叙事的训练教学,院方想引进叙事,提升老人的陪伴质量。当时一位社工听了我的课后一直哭,她告诉我说:"老师在这里给我们讲授叙事,我在这里服务老人,可是老师说的许多事,我都没有对我七十几岁的母亲做过,我对待母亲的方式,恰恰都与老师说的相反,我总是只看到她的问题,责怪她、嫌弃她。听了老师的课,我觉得自己太糟糕了,亏我还是一个社工啊!"

我当时的反应是:这是一个很愿意反思的女儿。我问:"有了这样的感想,下回与妈妈在一起的时候,你会有什么不同?"她说:"我要试着去看妈妈不容易的地方,多鼓励她,更要多对她好奇,发现她美好的地方。"

下次上课的时候我问这位社工的母亲有什么变化,她说妈妈好像没有那么紧张,比较舒缓了。她很欣慰,趁妈妈还在的时候能够有不一样的陪伴方式。这是一个松绑了对老人定论的故事,当事人从原来看到的是一个不肯听话、没有办法自理、非得要她这个子女来纠正、来提醒、来教导的妈妈,一个让人疲乏的老人,但通过叙事的精神解除了自己对老人的定论之后,她发现妈妈其实有好多过去她不知道的珍贵经验与故事,好像重新发现了妈妈。

华人文化看重孝顺父母,在父母老化之后,常不自觉地转化成了监督老人的行为,虽然出发点是帮助父母的心意,但是叙事对"孝顺"老人的反思是,要通过不断发现老人的力量与珍贵之处来"孝顺"。如此一来,老年的父母一定会觉得开心,说不定还会发现父母更多的潜力。

我曾经在父亲快八十岁的时候,与他聊怎么过好老年的生活,去理解他做老人的不容易。记得我就坐在一个小板凳上听他讲做老人的不容易,我当时对爸爸说:"如果我可以活到你这个年纪,我一定会记得你说的。"当时爸爸看着我笑了,那时候我觉得他就是我未来面对老年阶段的老师。

贴近老人的脉络

多年前我有位已婚的学员告诉我说,她不喜欢回娘家,因为她发现年纪渐长的妈妈怎么变得不那么爱干净,每次回娘家都看到家里好脏,碗也不洗,觉得很心烦。"妈妈怎么越老越不爱干净,年轻的时候不是这样的!"后来我们慢慢聊到她小时候的回忆,那时妈妈特别疼爱、接纳他们,就算犯错,妈妈还是很关心、很疼爱他们。她突然发现,好想要把小时候妈妈对她与兄弟姐妹的爱找回来，拿来爱她的妈妈。看到妈妈宝贵的爱自己都很感动，觉得现在的她怎么可以如此嫌弃母亲老后不太爱干净这种变化。她想到也许母亲年纪大了，做这些事情会比较累，回去的时候不要嫌家里脏，而是可以帮忙打理干净。

她本来觉得妈妈各种不是，不想回娘家，但对话之后，回忆起妈妈是一个有爱的人，也接纳了妈妈可能因体力变弱而导致清洁习惯的改变，找到了妈妈的支线故事。

开发老人的潜力

近年来脑神经科学的研究显示，脑神经只要持续被给予刺激，不论在什么年纪都可以不断发展，也就是脑神经是有"弹性"的。一般健康的情况下，老人的大脑还是可以慢慢发展的，这是由于神经可塑性（neuroplasticity）。叙事中运用搭脚手架的技巧来逐步发展支线故事，也是对这个脑神经医学研究结果的实践运用。运用搭脚手架的技巧，不只是小孩有潜在的发展区域，老人也有其潜在的发展区域。

在熟悉论述的"量尺"下，人们往往会觉得好像老人就只能这样了，但是，老年的父母也许会想做一些他们年轻时想做但没机会做的事情，那我们可以陪伴他们去探索，以搭脚手架的思路协助他们逐步达到心愿，也就是相信老人的潜力仍然可以持续发展，不会轻易终止。

老人仍然期待被疼爱

多年来我陆续在不同的工作坊中，有机会与学员的父母或上了年纪的学员接触，曾经有一些老人听到这些叙事的思维就开始掉泪，他们对我说自己从来没有听过这些想法，在这些叙事的思路里，老人能够好好被珍惜、被尊重，让他们觉得很感动。

我们学习叙事心理学不只是自己可以成长，家人与朋友同事还可以受惠，家中的老人们也可以受惠。尤其是许多老人家年轻时并没有机会接触心理学或叙事，当他们有机会接触到这种不一样的视角时，就会看见以前没有看见过的自己。

所以我鼓励大家，把叙事融入自己的生活中，尽量理解和接纳家里老人，这是我们可以给老年长辈最好的礼物。每个人从小长大都需要被呵护，我们宝贝着孩子、宝贝着伴侣，老人何尝不需要我们去"宝贝"呢？当然，这种对老年长辈的呵护与关爱需要一些练习，特别在原有辈分权威的关系必须翻转的情况下，仍然可以用叙事的思维与技巧，怀着真诚逐步做到。不管父母年轻的时候做得如何，只要记得老人仍然期待着被家人尊重、被珍惜，就能促进老人存在的价值感。

如何陪伴生病的老人

虽然老去不必然伴随着病痛，但是不可否认的是，人老之后对疾病的抵抗力降低，器官老化出现问题的可能性也会大幅增加。如何陪伴病中的老人是现代老龄化社会和小家庭结构下极大的挑战。我们如何把叙事的精神融入陪伴病中老人的过程中，如何让老人生病过程的故事可以被好好听见，同时也让老人听见子女的感想与担心，是个细致的家庭工程。

以叙事的思维面对病中的老人，需要关注几个方面：

- 在疾病中有哪些故事？
- 如何聆听病人的故事？
- 如何在聆听中尊重病人？
- 如何聆听家人对疾病的担心与想法？

- 如何在疾病的故事中找到小小的可能性与希望?

疾病中的故事有很多方面,针对生病的人说出来,贴近他生病的故事,打开故事的空间,让病人不用压抑疾病中经历到的感觉、感想、情感与情绪。在疾病中放慢脚步,不只思考疾病本身,还包括病人对疾病的诠释、疾病带来的意义等,都是我们可以努力贴近的部分,而且在病中有机会说出不同的故事,对疗愈也是很重要的。叙事的思维下,医生的帮忙固然重要,生病的人也是面对自己疾病的主人与专家。

许多老人在病中不希望过多打扰到子女,为子女带来压力,但身为子女的我们可以让父母知道我们愿意照顾的心意。同时,照顾病人是一件不容易的事情,照顾者也要记得照顾自己,最好组织起照顾团队,可以分享照顾的资源而互相支持、彼此关心。

疾病照顾的过程当中,难免产生冲突的对话,非专业的家人照顾来自一份亲情,如果有没做到位的地方,也是可以理解的,如何反馈、如何调整都需要仔细观察与改进。

老人生病的情况有很多类型,有时不只老人害怕,子女也会害怕,如何在自己害怕的情绪中,陪伴老人的害怕,也可以打开很多细致的故事,创造出很多种陪伴的对话。疾病的故事有机会被听见,老人也可以通过疾病的故事诠释自己对疾病赋予的意义,通过叙事打开疾病的故事,让原来未曾说的经验有机会表达和被理解,进而可以促进疾病中的老人、子女及孙辈间的关系。

如何探索老人的价值与贡献

很多老人退休后,一方面放轻松生活,一方面协助孩子照顾孙辈,除了基本的健康与快乐,远离了事业成就与青春活力的老年阶段,价值感更是生活中不可或缺的要素。如何保持老年人充实的价值感,是这个阶段的最大挑战。

我们与老人家在一起的时候,如果能够把握每个机会丰富老人的价值感,老人家就会很开心地觉得自己是值得被喜欢、有贡献、有价值的人。

叙事的对话实践,通过聆听并发掘人们隐而未现的支线故事,帮助人们看到自己重视的意义与价值,特别愿意细心去看人们的闪光点、去见证人们难得的地方,以下我列举一些可以在生活中拓展老人价值感的方法。

解构的看见

记得我多年前在北京办了一个为期两天的老年主题的工作坊,有一百多位学员参与,还有学员带来了自己七八十岁的父母长辈。我在与一位学员七十多岁的母亲以及他八十岁左右的阿姨对话时,注意到阿姨的表情与动作特别可爱,我就说:"阿姨好可爱!"阿姨愣了一下,我于是问道:"刚刚我这么形容你的时候,你的感想是什么?"阿姨说:"我想不起来上次人们说我可爱是什么时候了,可能在我小时候才会有人这么说,真的已经很久没有听到这句话了,我觉得好开心,原来人年纪这么大仍然可以是可爱的。"

那回的对话也让我得到一个深刻的经验,那就是不要吝于把一些原来只有给孩子们的形容词用在老人身上,放下原来的条条框框,超越年纪去鼓励、去看待这个人的本质,不管他的脸上有多少皱纹。

多在细节上欣赏

生活中有太多细节可以关注了,叙事精神里,每个细节的看见与表达都在促进老人的价值感与自我认同。比如说,穿的衣服、做的菜、泡的咖啡，或是家里的小摆饰。不要小看这些细节，你留意到的这些细节和你说出的赞美，对于老人来说都是珍贵的。

我们也可以试着在动作的细节上提问达到拓展价值感的目的，例如，你喝到对方泡的茶，就可以追问下去："这茶怎么泡得这么好喝？是怎么泡的？有什么秘诀可以教我吗？"这些鼓励都彰显在小小的细节里。在我们的文化里，可能不太习惯说这种有一点"肉麻"的话，但是这种带有赞美和鼓励性质的话语，总会带给老人价值感与力量。

多好奇老人年少的故事

有些人觉得老人家说起故事来就很难停止，而且还会不断重复一样的故事，让人不耐烦。其实，听这种重复故事的时候不耐烦，往往是因为听众缺乏好奇。老人丰富的生命经历中，当然有无尽的故事可说，故事的开启取决于听者的意愿，引导老人说出过往还未说出的故事，需要有叙事的思维。老人的价值感一部分是建立在其回忆上，我们可以从老人的叙述中听到他们引以为傲的事情。

比如说你今年三十五岁，就可以问老人说：

- 我今年三十五岁，很想问问你三十五岁的时候是一个怎样的人？
- 你那时在做什么？
- 你那时都在想什么？
- 你那时有没有感到迷惘？
- 你那时有没有遇到过什么样的困难？又是怎么克服的？
- 你那时最得意的地方是什么？
- 你那时是怎样生活的？

这样的问话，不仅可以与老人做联结，更能够从老人的故事中看见他的价值与贡献。晚辈有机会听到这些故事，是一份礼物；长辈有个真诚好奇的听众，更是一个提高价值感的机会。

摒弃理所当然的感恩

学了叙事之后，因为对细节的真诚接纳，我们也更能够感恩生命中发生的林林总总，不再理所当然地视而不见，而是体会到许多值得感恩的地方。生活中有太多的家常可以感谢，比如，老人做菜给我们吃、帮忙买东西、照顾孙辈、处理琐事等，都值得我们说声谢谢，这些都是对老人的尊重与对其贡献的认可。如果感觉口语的表达不自在，内心的感谢也很好，因为它会反映在你的眼神与态度上。

"摒弃理所当然"也是我在叙事里特别珍惜的思维。当我们觉得本该如此的时候，很多的细节就看不见，就不会珍惜、不会感谢。能够摒弃理所当然的态度，我们内心会变得更平静而包容。

多看他们的不容易

能够看到老人的不容易，对我们来讲是一种生命的学习，同时也会增加老人的价值感。每个生命都是段不简单的旅程，老人们如何一步步地面对各种挑战走到现在，就算不尽如人意，也已经是在当年有限的选择中，做出比较好的决定了。身在不同时空的我们拥有更多的资源，需要更多体谅到老人在不同时空脉络之下生活的不容易。

学了叙事之后，我们可以通过支线故事的发掘，看见老人当年的不容易，让他们有机会表达、肯定自己一路走来的坚持与努力，这种通过叙事拓展的视野，也是提升老人价值感的一种方式。

多看见抱怨背后的渴望

面对身体与心理的挑战是不简单的，老人家在生活里难免会有些许抱怨。在我们的文化里，老人通常不会直接告诉家人自己需要什么，反而可能常用抱怨的方式来表达，很多时候因为没有适当的表达，真正的需求就可能被疏忽。

学了叙事之后我们要能够看到抱怨背后的支线故事，通过对话慢慢探索这些负面表达背后真正的心愿。所以，当老人抱怨的时候，我们不要停留在他们的抱怨表面，或者觉得被打扰而厌烦，而更多好奇理解抱怨背后隐藏的渴望、期待与心愿，老人的需要才能够真正被看见。

通过叙事的思维，可以让年老父母更靠近成年的孩子，拨出一些时间、空间见证成年的孩子，可能也是经历着许多竞争压力的孩子很需要的支持力量。

老人与成年子女的关系

父母的老去同时伴随着子女的成长，同时成年子女也开始逐步取代父母成为家庭的中坚力量，不论在家庭财务还是决定权方面都会产生变化。年老父母与成年子女的关系是另一个家庭生命周期的重要起点。

信任与开放的空间

父母其实都希望能与长大之后的孩子保有良好的关系，但是成年后子女与父母的关系，并不同于幼年或青少年时期。我在家庭面谈或督导时，常听到一些年长的父母遗憾地表示，孩子很多事都不告诉自己。我理解父母其实是很关心孩子的，成年后孩子之所以不告诉父母太多事情，可能是好意地不想让父母担心、怕父母有不同意见，或是以减少沟通来挣脱过往不好的关系。

如果父母希望能够多理解成年子女的生活，并能够真正地帮助到子女，我想叙事的对话可以帮上忙。最重要的开始是建立一个开放与信任的空间，老人不再以原来面对未成年子女问题时的权威角色出现，不急于给出答案与建议，而是带着好奇的心态聆听与发问，对成年子女有一个贴近的理解。长大后的子女其实是特别希望被父母相信的，会希望父母多听听他们的心路历程。成年子女更需要的是来自年老父母开放的好奇、见证与欣赏，允许他们用自己的步调、方式往前走，让他们感觉到有前进的空间。

通过叙事的思维，可以让年老父母更靠近成年的子女，让他们觉得在父母面前仍然是个宝贵的、有力量的孩子，就算遇到了困难还是持续被相信。身为父母，不仅需要滋养孩子童年时期的亲子关系，与成年子女的关系更值得多探索和琢磨。

婆媳关系的反思

婆媳关系是家庭中最常出现的挑战议题，非常复杂，让做丈夫和儿子的夹在当中左右为难。在叙事的思维里，我们思考的是如何在这种复杂的关系中打开对话的空间。婆媳关系少有直接而简单的最佳处理方案，而是通过不同叙事对话，进行一个充分表达、理解与见证的过程。在这个家庭生命周期，对婆婆与媳妇的好奇是第一步，加上见证的丰富更能够达到促进婆媳关系的目的。两代人可以试试以下的问话，从对婆婆的好奇开始：

- 你希望做一个怎样的婆婆？
- 你过去做媳妇的经验是什么？
- 有哪些过去做媳妇的经验对你现在做婆婆特别有帮助？
- 你希望媳妇怎么和你相处？
- 做婆婆有哪些不容易的地方？
- 和媳妇的相处中有哪些你比较担心的地方？
- 你希望儿子在婆媳关系里，扮演怎样的角色？
- 你觉得做媳妇最不容易的地方是什么？
- 你觉得媳妇最让你感动的地方是什么？

这些对话有些并不容易回答，或者说在我们的文化中显得太直接，但是这些对话背后隐藏着许多支线故事，能够勇敢地表达就是促进婆媳关系的开始。

对于媳妇的角色，叙事的问话可以包括：

- 你想做一个怎样的媳妇？
- 你做媳妇的经验是什么？
- 你周围亲朋做媳妇的经验是什么？
- 你希望婆婆怎么和你相处？
- 和婆婆的相处中哪些是你比较担心的地方？
- 你希望丈夫在婆媳关系里扮演怎样的角色？
- 你觉得做婆婆最不容易的地方是什么？
- 你觉得婆婆最让你感动的地方是什么？

当然以上这些对话的例子，主要针对刚开始建立婆媳关系，或者希望改善婆媳关系的家庭使用，对于冲突裂痕已经很深的家庭，需要的是另外专业的调解。家庭成员系统的对话非常重要，这时的视角不再只是看自己，而是通过我们在家庭中的角色，看到这个角色对自己、对关系中的他人，在不同阶段的家庭生命周期中可能带来的影响，以及还有哪些可以灌溉努力的地方。通过叙事对话可以创造不一样的婆媳关系，也能够促进家庭生命周期愿景的实现。

5. Say Hullo Again[①]

分离或死亡并非意味着关系终止，如何重拾失落的生命故事，带出新的希望与联结？

通过 Say Hullo Again 的方式联结失落的生命故事，让当时的自己或重要他人可以重新被关心、被看见，就会带来温暖与希望的联结。

重拾失落的生命故事

Say Hullo Again 是麦克·怀特的一种叙事理念与技巧，不仅可以有效运用在与死亡相关的故事上，还可以用在更广泛的失落生命故事中。人们有权决定他们想记得或者想忘记的事物，Say Hullo Again 主要帮助人们再检视生命中的遗忘与失落。

从小到大，我们总会遭遇到一些让人难受的挫折生命经验，这些生命故事可能残留在记忆中，在我们的脑中不时地浮现这些经历带来的不太愉快，甚至悲伤痛苦的感受。虽然努力不去想这些不愉快的记忆是人之常情，也是一种保护自己的方式，但是，叙事的思

[①] Hullo 是澳洲英语，等于英美英语中的 Hello，保留 Hullo 的写法，主要是向这个原始理念的发展者麦克·怀特致敬。——作者注

维会协助人们重新与这失落连接，重写这个关系的故事，并协助当事人对记忆中重要的互动细节赋予意义，进而带来全新的理解与希望。

Say Hullo Again 的基本概念

Say Hullo Again 的叙事对话有一些基本的概念，包括：

- 将生命中失落的故事用叙事的方式捡回来。
- 当失落的故事有机会重新被看见、被理解，就会让人与故事重新联结，甚至让人在故事中与他人重新联结。
- 从断裂到联结总会带来疗愈和安定的力量。

在我们生活中，总有一些生命阶段的故事是我们不太愿意回看的，特别是那些充满了痛苦的回忆。但是，通过 Say Hullo Again 的对话，我们还是能够关心那个阶段的自己或重要的人，看到那个故事中的自己或是他人珍贵的地方，能重新连接那段失落的生命故事，让那个时候的自己或他人可以重新被关心、被看见，因而重新带给当事人温暖与希望。

生命中有些事情的确是需要忘却和放下的，但是 Say Hullo Again 通过把人们与故事再次地联结，往往可以带给人们一种更安定的存在感，好像人又重新整合起来。

当然，Say Hullo Again 的对话也是有条件的，如果当事人失落的故事中牵涉到暴力或不正义的行为，那么 Say Hullo Again 的对话就不适宜，例如面对暴力的议题就需要做创伤的处理。

Say Hullo Again 的案例分享

在一次 Say Hullo Again 的工作坊中我设计了一个练习，请学员选一个他们很看重但不是很愉快的生命经验，然后试着写一封信问候那个时候的自己,聆听当时的自己,尝试了解那时的自己,看到自己当时的辛苦和不容易。用意主要在邀请学员用叙事 Say Hullo Again 的精神,回顾一些困难的生命经验,和那时的自己做不同的联结,许多学员都因此有了不同的触动。

其中一位三十多岁的学员选择写信给大学时的自己,因为这是一段她平日不太喜欢回想的时期,那段时期的自己过得很不顺利,也很不快乐,但做练习的时候她想着,也许可以试着关心大学时的自己。她分享了自己写的这封信给一同上课的学员,她在信中关心并了解大学时的自己之后,才发现当时的自己其实是很坚毅地面对着大学时代的不顺利,也因为大学时代的坚毅才有现在过得挺好的自己,写完这封信后,也就没有那么否定曾经的自己了。在这个练习里,她和大学时的自己 Say Hullo Again,与那段大学时候的生活重新连上了线,并赋予了新的意义。

另一个我想分享的故事是,有一次我被邀请到一个社会福利单位督导一群社会工作师,现场我陪伴了一位痛苦不堪的寄养妈妈。这位寄养妈妈在某天突然接到机构通知,说这位从出生没多久就寄养在她家的三岁女孩,不久将由一个国外的家庭来领养,这个孩子将飞到国外与那个家庭共同生活。这位寄养妈妈很想认养这个女孩成为自己的女儿,社工们试着向机构反映是否能把孩子留下来,由这位寄养妈妈正式领养,但是在社工的努力之下事情仍然无法挽回,社工们特别心疼这位寄养妈妈,不知道怎么陪伴她才好。

由于当时寄养的规范,是孩子一旦被领养、去到另一个家庭之后,孩子与原来的寄养父母是不能再继续联络的,可想而知这个寄养妈妈有多么难受。

当时和大家坐在一起的我,在思考如何与寄养妈妈对话,让她和寄养女儿之间仍然可以继续有联结,虽然寄养妈妈未来将见不到这个女孩，我认为她仍然可以 Say Hullo 而不是"就此永别"。我问这位寄养母亲，对女孩的爱是什么？然后引领她试着将这份爱带给未来的女孩。我建议她，虽然不能陪伴这个女孩长大，但可以先写信给未来不同阶段的女孩，从现在三岁多的离开，到幼儿园、小学、初中、高中、大学，以及长大结婚的各个阶段，写信送上她对女孩不同阶段的关心与祝福。这位寄养妈妈不会英文，而未来女孩将在美国长大，社工们愿意帮她把不同阶段的信翻译成英文，并且将这些信请机构交给新的认养父母。

虽然我们不确定未来这个女孩是否会看到这些信，但是这位寄养母亲在我们的对话过程中就不再掉眼泪了，她的思绪已然转换到未来她最想要告诉女孩的关心、最想要祝福女孩的话语上了。

这时所有的社工都松了一口气，因为他们特别关心这位寄养母亲，看到这位母亲的伤心，社工们也很难受，但又无法改变已做的决定。还好我们找到了一些方向，在寄养母亲无法继续抚养孩子的过程中，仍然可以持续传递出她的爱。这是一个如何运用 Say Hullo Again 的理念，来支持一位寄养母亲失去寄养孩子的例子，虽然这是十多年前的事了，但我至今仍然印象深刻。

Say Hullo Again 也可以促进生者与"生者所理解的逝者"之间的交流，因此让故事不再冻结，而会有新的创意。虽然过世的人已经离开，我们还是可以揣摩体会过世的人可能的想法，通过生者的体会表达出来。

对逝去的人 Say Hullo Again

我在许多访谈对话中发现，重要亲人的死亡是个经常出现的议题。死亡对生者带来许多深刻的、长久甚至终生的影响，包括：

- 很遗憾没有见到最后一面。
- 因曾没有好好陪伴逝者而觉得愧疚。
- 没有掌握机会好好说出心里话。
- 没有机会让逝者好好享受。
- 自己年轻时不懂事没理解到逝者的心意。
- 很怀念过往在一起的时光。
- 很后悔在逝者生前没有好好地照顾。

当我听到这些与死亡相关的故事时，我总是运用 Say Hullo Again 的思维与做法陪伴当事人，总能带来故事的流动，并且协助当事人生出新的希望与联结。

叙事对死亡的解构思维

在我们生活的经验里，对于亲人与好友的逝去，人们必然会伴有伤心、不舍、愧疚或者埋怨等不同的情绪，甚至有些人许多年都走不出哀痛的阴影，总觉得与逝者的关系就此中断，再也没有机会和逝者说话。虽然不同宗教对死亡与死后的世界有不同的诠释，但感官的认知上，死亡就意味着生命和关系完全的终止，也就是 Say Goodbye。叙事的思维对死亡是解构的，并且运用 Say Hullo Again 来协助人们重新面对与逝者的关系。叙事对死亡的解构思维包括：

- 死亡不是关系的结束。
- 死亡是关系上一个新的开始。
- 死亡不是旧资源的消失而是开拓新资源的机会。
- 逝者的故事仍然是活着的。
- 对逝者的故事仍然能够产生联结。

如果可以用 Say Hullo Again 的对话，我们还可以通过好奇，揣摩逝者可能的想法，持续以满满的爱与关怀陪伴活着的人。这种对死亡的解构可以创造出新的交流方式与可能性。

对话进行的铺垫

在我的经验中，生者对逝者 Say Hullo Again 的对话通常格外沉重，甚至因解不开的心结而导致难以进行，这时对话的铺垫就格外重要。多做些铺垫，生者才能更自然地体会逝者可能想要表达的思绪，而不显得突兀。以下是进行对话铺垫的一些建议方向。

理解当事人与逝者的关系

面对死亡议题，大家的关注点往往聚焦在死亡带来的失落与悲伤。我们可以先请当事人介绍逝者，有哪些重要的故事可以分享，再来看看逝者与当事人过往的关系，比如曾经一起做过的事、一起经历过的生活，或是与当事人曾经有怎样的联结，这些回顾与挖掘都会将生者与逝者之间的支线故事找回来。这时对话空间的现场就不只是冻结住的死亡故事而已,还会有更丰富的支线故事。

过世的人虽然离开了生者,但是他们还有好多故事留在我们的生活中,只要我们愿意去探索,都能把这些找回来支持我们的生活,这时故事就成了宝贵的资源。

丰富当事人与逝者的关系

不论逝者生前如何看待当事人,或是当事人如何看待逝者,在访谈中总能发现,就算简单对话的背后也可能包含了对彼此的关心、付出、期待和祝福。我们可以通过好奇的问话找到他们彼此没有被看见、没有说出来的关系与互动细节,让关系在对话中越来越饱满和丰富,进而带来生者与逝者的重新联结。

好奇当事人对逝者的纠结

在关系的支线故事被丰富之后,我们再好好聆听当事人对逝者怀有的纠结。许多生者对过世的人都会有遗憾,甚至觉得愧疚,虽然在哀悼的过程当中,这种情绪的梳理与表达是当事人主要的问题故事,但是在 Say Hullo Again 的对话里,好好聆听这些纠结,不是主轴,而只是一个中间的步骤,是对下一个步骤的铺垫。

请当事人揣摩逝者可能如何回应

经过对当事人与逝者之间关系丰富对话的铺垫,就能够很自然地引导出当事人对逝者心意的体会。不管是关于"没有机会再孝顺了""没有见到最后一面""没有花时间好好相处"等常见的纠结,还是对冲突等特定事件强烈的后悔,都可以鼓励当事人试着揣摩、体会逝者可能的回应。

在我访谈的经验里，许多人在体会表达逝者的心意时，都会说出逝者希望生者要好好生活的正向回应，特别是要放下内心纠结。虽然表面上看起来，这些揣摩的响应是来自当事人口中，但这些想象的表达往往能够带来意想不到的疗愈力量。

访问当事人对逝者回应的感想

一般而言这些纠结都是单向的思考，没有对话，这时双向沟通的唯一可能，就是以 Say Hullo Again 带出生者与逝者的对话。通过我们的访问让当事人有机会通过对逝者的回应，重新检视这份纠结。在我的经验里，当事人的纠结被响应之后，就能够逐步放下心里的纠结，好好生活。

请当事人揣摩逝者的建议与祝福

这种生者与逝者之间对话也是一种互相见证的过程，互相看到彼此的心意。虽然死亡是一个不容易开展对话的话题，但是我在许多 Say Hullo Again 的访谈里，却充分感受到逝者可以给活着的人带来关怀与温暖，每每都让我和现场的学员感动不已。生者接下来好好生活，永远是逝者最大的心愿，Say Hullo Again 就是一个把爱找回来的过程。

Say Hullo Again 的做法就是另一种形式的家庭治疗，促进生者与"生者所理解的逝者"之间的交流，故事不仅不再冻结，而且会有新的创意。家庭治疗很重视家庭系统里所有人的发声，虽然过世的人表面上已经离开这个家庭系统，但我们还是可以去揣摩、体会过世的人可能的想法，并通过生者的体会表达出来。

对话的实际案例

多年前我曾经在一个 Say Hullo Again 的工作坊里与一位年轻男学员对话。他母亲过世三年了，他一直走不出来，对于当时未能把母亲抢救回来觉得很愧疚。

我问他："'没有办法把妈妈救回来'的愧疚指的是什么？医生都说救不回来了，是什么让你觉得对母亲愧疚？"他说："我跟母亲的关系非常亲密，怎么可以没有把母亲救回来！"接着我就试着用 Say Hullo Again 的对话，请他帮过世的母亲发声。

我问道："请你揣摩一下，如果你的母亲知道她过世了三年，她的儿子还在自责没能把妈妈救回来，她可能对你说什么？"他想了想，开始试着用对母亲的理解来回答我的问题。他想妈妈会说："在所有的孩子里面，你跟妈妈的关系是最好的、最亲密的，妈妈可以理解你好希望把妈妈救回来，可是医生都说我没有救了啊！所以儿子呀，你就不要再自责了，妈妈很高兴你是我的儿子，你以后自己要好好生活啊！"这个儿子试着揣摩体会母亲会对自己说什么的时候，就不再只是自己觉得愧疚，这种缺乏对话的单方面的愧疚感，对当事人而言特别辛苦。

接着我就问他："当你想到妈妈会这么对你说的时候，你的感觉是什么？"他说其实他跟妈妈的关系特别好，当然妈妈不希望他这么痛苦，一定会劝他不要这么自责，要好好地生活。

经过这段 Say Hullo Again 的对话过程，结束的时候，他似乎放松了一些，也没有再那么沉溺于愧疚了。在我们的生活里，一旦亲人过世，双向的交流对话就从此停止，这也是许多人面对死亡感到痛苦的不可抗原因，而 Say Hullo Again 打开了生者与逝者原本不可能进行的对话空间。

大约半年之后，我在另一个场合碰到他，他主动跟我打招呼并告诉我："老师半年前的访谈，陪我面对母亲的过世，对我的帮助非常大！我现在很好，不再那么愧疚了，也在好好地生活。老师，谢谢你！"我听了他的反馈特别感动，因为 Say Hullo Again 的对话可以持续陪伴人们面对死亡，而且还带着逝者对生者的祝福。

6. 创伤与危机干预

创伤不代表脆弱，如何陪伴、聆听、好奇，并看见创伤背后的坚持与努力

创伤不代表脆弱，创伤背后还有许多隐藏的力量，只要我们愿意去好奇，愿意去见证。

从叙事看创伤

人在成长过程中，难免有创伤的经历，这里谈的创伤，指的是心理创伤。多数人经历过创伤，仍然努力帮助自己过好生活，但是，有些人的创伤经验会带来身心不同层面的深刻影响。

其实我在一开始从事咨询工作时，挺害怕接到创伤的案例，担心自己会不知道怎么陪伴比较好，不断自问我还可以用什么理念，来陪伴这些经历过创伤的来访者。还好，初期处理这种类型的案例都有督导老师的支持和引领，而非我单枪匹马独自面对。

早期许多创伤的理论和咨询技术，主要都在关注来访者经历创伤后的症状、丧失功能的情况，以及如何治疗和处理。当然这些理论有其价值和贡献，但是，这些理论背后的假设是：创伤经验干扰

人的生活，人会变得脆弱，产生身心与人际关系上的问题。这时，我们需要进行的工作是修复创伤所带来的影响。

麦克·怀特的创伤视角

在我初次听到麦克·怀特对叙事如何看待创伤的论述时，感到非常震撼，内心激荡不已，因为那完全不同于我过去学到的理论。在聆听麦克·怀特多次谈论创伤这个主题之后，我试着总结麦克·怀特看待创伤的视角：

- 人没有因为创伤而更脆弱。
- 人在创伤中的负面自我认同可能是：都是我不好、我很倒霉、我很糟糕、我很无力、我不知道如何保护自己、我不可以怪别人、我怀疑自己等。
- 创伤引出的问题故事会持续伴随着人们生活，影响人们的自我认同。
- 叙事的反思：创伤经验只能带来问题故事吗？
- 叙事希望把经历创伤后被遗忘的支线故事找回来。
- 被找回的支线故事会重塑人们的自我认同。
- 双重故事的好奇是叙事看待创伤支线故事的重要起点。
- 双重故事的两个层面：创伤会影响人，人也在主动响应创伤的影响。
- 以叙事处理创伤时，主要在活化人们隐而不现的支线故事，让这些非主流论述的故事有机会浮出和被看见。
- 重新被看见的故事会塑造人们较期待的自我认同，开始从不同的角度看待经历创伤的自己。
- 当人们看到经历创伤苦难的自己，还有着这么多的努力与坚持之后，会被自己感动，进而欣赏甚至尊敬自己的生命。
- 故事的转化能够带来生命的变化。

原来创伤不代表脆弱，创伤背后还有许多隐藏的力量，只要我们愿意去好奇，愿意去见证。我们在陪伴人们面对创伤时，需要慢慢聆听，允许人们以自己的步调说出创伤的故事，然后在适当的时候，去好奇创伤背后的双重故事，看见当事人在创伤背后的坚持与努力。

创伤的双重故事

许多人经历了创伤，仍然沿着他们当下可能的选择活下去。但是，叙事的思维坚信人们不会只有创伤的故事，在贴近而好奇的对话中，还是可能挖掘出许多隐含力量的故事的。我们先要接纳当事人初期让外人无法理解或认同的故事，以及对创伤的反应，紧贴着他们的创伤症状与经验，才能找到更丰富的双重故事。

双重故事的聆听与好奇

在学习叙事的过程中，我第一次听到双重故事的概念时，特别感动，因为我从来都不知道，故事不是只有原来的版本而已，故事的背后还有更多带着希望、力量与可能性的故事。

到底什么是双重故事，其实双重故事是来自双重聆听，也就是能够拥有双重聆听的思维，才能做到双重故事的建构。

各位可以参考前面导论的双重聆听章节。通过双重的聆听，也就是在能够问出双重故事的问话之前，做好内心的先期准备，同时保有听到问题故事以及生存之道这两个频道的敏锐性。可以听见并且问出人们的双重故事需要长期用心体会和修炼。

双重故事同时指向故事的两个方面：

- 人们如何被创伤故事干扰。
- 人们如何想办法面对创伤。

第一个方面比较是病理化故事的走向，第二个方面比较是见证人们面对创伤故事的意愿和付出，这两个方面带出来的内涵差异性极大，而叙事主要坚持第二个方面的工作。双重故事的问话不必很复杂，只要是带着相信人们在困难中总有双重故事的意图，就能展开探索双重故事对话的旅程。

当人们有机会通过双重故事，看到自己隐而未现的付出与努力得到认可，就会产生信心与力量。双重故事运用在创伤中的陪伴非常有力，在帮助人们面对困难时也非常适用。

双重故事的思维转换

在常规的访谈或咨询中，我们会从解决问题的角度，单一地看创伤带给人们的影响。人们很容易用"好惨""很可怜""命不好"等熟悉论述的诠释来看创伤，身为咨询师的我们，看到创伤带来的影响也常会觉得无力。

学了叙事，我们会试着从创伤故事的背后去好奇和探索，这是挣脱面对创伤后无力感非常有帮助的做法。双重故事不只看人如何受创伤影响的第一层故事，还会同时聆听与好奇第二层故事，这中间思维的转换包括了：

- 人们如何在如此艰难的情况下生活到现在？
- 人们如何支持自己面对困难？
- 人们做了哪些努力？不论多么微小的行动与付出。
- 好奇人们经历创伤生存下来，背后的力量是什么？
- 人们可以如何感谢在创伤中不放弃的自己？
- 人们周围还有哪些关心自己的人与资源？
- 人们如何在经历创伤的过程中仍然帮助到了别人？
- 人们如何在面对创伤的同时，还坚持着追求美好生活的努力？
- 人们在经历创伤时最不易的是什么？

在双重故事中，如何面对创伤的内容一开始都不会很明显，必须通过相信的、好奇的问话来一步步探索。可以说双重故事的第二层是被问出来的、被相信出来的。

创伤中的双重故事是一种思维的转换，需要不断练习、慢慢琢磨，久而久之这种思维视角就会成为我们的一部分，能够更自然不费力地听到与问出更多创伤中的双重故事。我们作为对话者或者观众，只要带着坚定的眼神与相信的心意，总能够挖出隐含在创伤故事背后的宝藏。

创伤处理的细节关注

在叙事的运用中，我特别把创伤这个主题拿出来谈，是因为它太重要了。许多人在生命的旅途中多少都会经历不同形式的创伤，创伤似乎已成为生活的一部分。麦克·怀特老师还在世的时候曾经跟我提到，他的案例工作很大一部分都关乎创伤，其实叙事的发展起源，有很大的一部分是来自对创伤案例的反思。

根据我多年督导的经验，对于创伤案例的处理，我认为还有一些细微的地方需要注意，包括：

- 叙事不是给人们力量，而是陪着人们去发现自己的力量。

"给予力量"与"发现力量"是很不相同的。我曾经督导的一位咨询师提到，他都已经告诉当事人力量在哪里了，但是当事人还是没法全然接受，咨询师深感受挫。我的回应是，叙事的陪伴不是直接指出当事人的力量，而是在陪伴的过程中，以好奇的问话引领当事人发现自己的力量。

- 用叙事思维看创伤中的双重故事，是可以从生活中不断练习获得的能力。

在日常生活中，我们其实有许多机会练习双重故事的发现与见证,也就是随时保有对故事细节的好奇。例如对自己父母成长故事的好奇,那些伴随着父母的创伤记忆,都是子女练习发现双重故事的实例素材。如果能够通过好奇与欣赏的问话,看到创伤背后的故事细节,当事人就会自然地从问题故事迁移到双重故事。见证创伤背后的力量是一种需要常年修炼的功夫,在这种修炼中观众的影响力就会越来越大。

● 创伤的疗愈要尊重当事人的步调。

创伤疗愈的步调控制需要极度小心,并不是咨询师在分析了创伤影响的几个方面之后,就可以自行决定开始对话,一定要在当事人完全准备好之后再开始谈,一定要跟着当事人的脚步缓缓前进,最好取得当事人的同意再开始。对当事人步调的尊重在处理创伤时格外重要。

有些创伤是比较难以碰触的,当事人在什么时候比较能够说出来,在什么情况下不能说,都需要考虑到。如果他们觉得还要再慢一点,我就会进一步厘清他们需要再考虑的是什么?不说出来对他们的帮助又是什么?他们在什么情况之下比较可能说出来?这些都可以通过搭脚手架的对话逐步打开。

● 叙事处理创伤时需要视角的调整才可能开始改写故事。

有些咨询师在用叙事的思维处理创伤时会卡住,我常发现原因往往是:他们认为创伤必定造成人的脆弱,因而问不出"相信"的问话,改写故事也变得不可能了。从看到的是"脆弱",到愿意陪伴当事人发现他们的力量,需要在视角上觉察调整之后,才可能打开创伤中双重故事的对话空间。

叙事看待创伤症状的态度

叙事看待创伤造成的症状与一般心理学有极大的不同,特别在叙事的思维与视角下,将创伤造成的症状视为去病理化的目标。

症状是对创伤的反应

人们经历创伤会有不同的反应，常见的反应包括焦虑、惶恐、没有安全感、极度小心、不相信人、对生活灰心、愤怒、抑郁等。一般心理学会把这些反应看成是负面的症状，是不健康的行为，在治疗的过程就是试图消除当事人的这些症状。

叙事对创伤后症状有不同的解读。当人们遇到了创伤，对造成创伤的原因不满，而必须用不同的方式来保护自己，这些创伤后表现出来的症状，叙事理念下称之为对创伤的反应，并不将其视为负面、不健康的表现。叙事对症状的处理不在于消灭这些症状，而是去好奇、贴近、聆听、尊重所有应对创伤而表现出来的自我保护反应。

创伤的去病理化

多数人刚开始做咨询的时候，如果看到当事人有创伤问题，很容易开始搜集他们的症状，并思考要如何处理症状，以一种专家的姿态去面对。

叙事的思维是，我们珍惜人们陈述的故事，不以症状的判读看创伤，而是试着理解这些所谓症状在创伤中对应的逻辑，视为一种当事人自我保护的方式。

在叙事看创伤的视角下，我们会放下病理化的眼光，进而好奇这些各式的反应。这些所谓的症状是怎么来的？是如何保护他们的？症状背后隐含的他们真正在乎的东西是什么？症状背后隐藏的价值与信念又是什么？然后用解构的精神，见证这些因创伤而产生的反应，帮助人们开始看到自己如何在创伤中生存和照顾自己，所有在创伤中产生的反应都可以被理解、被接纳、被疼惜。

这些反应被不一样地看见之后，这种新的理解就是一个新的见证过程。这种叙事对创伤症状的诠释，让我们可以用一种尊敬的心态去与人们的创伤症状工作。

叙事的危机干预最显著的特色在于，从紧急的危机处理开始，经过对团队思维的再巩固与再联结，协助大家一起从危机过渡到未来的日常和希望中。

处理危机造成的创伤

危机是我们现代生活中经常出现的状况，从自杀、急病等个人危机到公共危机，包括了天然与人为的灾害。危机基本上可以视为造成创伤的紧急事故，例如自杀事件，不仅对特定的个人与家庭造成深度的创伤，对于相关团体中的每个人也都会造成不可磨灭的冲击。身为心理咨询师，我们有时会被赋予危机干预的角色，而这种危机干预并不是针对无法挽回的灾难结局，而是心路历程上的危机干预，也就是如何协助当事人及相关系统回到正常状态。

针对不同的危机性质以及其不同程度的影响层面，许多危机干预都已经发展出标准化的做法，这些标准程序都有其价值，特别是在紧急的情况下，必须当机立断，用什么理论在当下都不是重点，比较重要的是迅速通过团队的分工力量，将经历创伤的团体或系统稳定下来，找回原有的力量。

通过叙事的反思和探索，如何在危机干预的过程中去标签化、去病理化、去专家化，不是个容易的过程，特别是当灾难临头，在现实因素和复杂情况下，可能许多事都不容易做到。叙事的危机干预，最显著的特色在于加强团体的再巩固与再联结，以协助人家一起从危机过渡到未来的日常和希望中。

叙事的团体危机干预

以自杀的危机干预为例,每当学校或企业组织有人结束自己的生命时,一般都要尽快在最短的时间内,对整个团体做危机干预。通常发生自杀的事件,周围的人都会受到惊吓和冲击,会有一种安全环境被打破的感觉,产生包括害怕、焦虑、伤心、不知所措、无力感、挫折、惊恐等情绪。

自杀的危机干预第一步就是,让周围的人不再只停留在对这个自杀事件的困扰中,叙事的危机干预,希望协助周围的人从事件的困扰中,逐渐移动到困扰背后的隐藏故事,特别是运用团体的力量,发现面对危机事件的韧性与力量。叙事对危机干预可以提供以下的思路:

- 虽然大家都不希望发生这样的事,但既已发生,我们还可以做些什么?
- 我们如何从这次事件,贴近相关人们的故事,陪伴人们看到他们还可以做些什么,可以学到什么?
- 陪伴周围的人思考还能够为过世的人做些什么,以及为过世的家属做些什么?
- 陪伴周围的人反思如何更好地活着,如何更好地照顾关心到身边的人?
- 运用 Say Hullo Again 的做法打开与逝者的对话空间。
- 无论面对的危机干预有多么艰难,总要坚定地陪伴活着的人,去探索所有微小的希望与可能。

叙事特别重视危机中的故事和力量。虽然在危机中我们往往没机会看到人们做了什么,而比较倾向于看什么还没处理好,但是如何能坚持看见人们的闪光点，也就是不断好奇，并且见证人们在危机中所表现出的难能可贵的地方，就能够带给人们在危机中前行的力量。

团体危机干预的对话

多年前我在北京上课，现场有学员说他们学校有学生跳楼了，所以当天下课后他们需要回学校去做危机干预。我接着和大家分享了一些针对团体危机干预的对话方向：

- 贴近大家经历这个事件的经验故事和诠释，让大家有空间公开地表达，减少个人的独自面对。
- 这个事件带给大家的冲击和影响是什么？通过这个问话帮助学生觉察这个事件对身心及课业各方面的影响。
- 分享大家记忆中这位同学的故事，包括他的不易之处以及难能可贵的地方。一个人自杀以后好像这个人的故事只剩下自杀的故事，但是叙事会持续寻找出其他隐藏的支线故事。
- 请大家分享在和这个同学的相处中曾经学到过什么。从过去的日常相处中、从他身上学到或体会到的点点滴滴。这就是支线故事的开始。
- 请大家分享这个事件带给你的体会是什么？大家在平稳的生活中突然受到这样的冲击，会很难受，但一定会有很多对生命新知与体会。
- 虽然这个同学已经离开，如果他发现过去曾经带给你学习的机会，也就是对你也有贡献，你想他会对你说什么？这个问话有 Say Hullo Again 的精神，同时也是希望对自杀去病理化。

- 虽然大家都不愿意这样的事发生，但是现在这位同学已经离开了，大家可以如何祝福他？人们需要被祝福，过世的人也需要被祝福。祝福的方式可以包括写卡片，写给这位同学并且收集起来送给他的父母，这也是请他父母看到他们的孩子自杀以外的支线故事。
- 邀请大家分享，在这个难过的经历以及今天的这些对话后，你可以带走什么？每个人在这个自杀事件里面带走的东西都不一样，最终还是希望大家回到原有的生活轨道，带着新的收获与体会。

这种团体的对话可以先以分组的讨论进行，再由小组代表在团体分享总结，如此可以让所有的同学都能发表自己的想法。这些问话都是很用心地协助这些活着的同学，有机会说出自杀问题故事之外的支线故事，并且能够看到这位离开的同学有哪些价值与贡献。

生命中有很多的挑战与苦难，如果一直停留在里面就会产生无力感而停滞不前。如果我们看到自己在其中的学习以及成长，珍惜这些学习与成长，同时也祝福这个离开的同学，把这些蕴含叙事精神的对话带入危机干预中，那么对大家都会有不同的帮助。叙事很独特的地方，就是用解构的方式看待这样的危机情况。各位可以看看如何带着叙事的思维陪伴不同的团体，相信这样的陪伴会带来一些故事新的流淌。

7. 自我观照

观照自己是一个准备的过程,
助人者如何时保有充足的能量
与坚定的信念?

自我观照就是贴近自己的状态、理解自己的需要、关心自己。自我观照不是自私的行为,好好地自我观照之后,我们才能更好地关照身边的家人朋友,进而在专业上更好地进行咨询对话。

助人者的自我观照

在我许多督导助人者的经验里,看到太多助人者有否定自己工作价值的现象,包括自责、无力、自我怀疑、失去信心、生气、找不到方向、疲累、陷入混乱,甚至造成失眠等生理影响。我常会觉得不忍,在这么神圣的任务中,助人者陪伴着来访者面对生命的艰难,期待自己能够坚定地陪伴好他人,可是他们自己又如何能够时时保有充足的能量与坚定的信念呢?助人者的自我观照是一个学习咨询的同时必须进行的修炼。

自我观照就是贴近自己的状态、理解自己的需要、关心自己。自我观照不是自私的行为,好好地自我"观照"之后,我们才能更好地"关照"身边的家人朋友，进而在专业上更好地进行咨询对话。

自我观照有很多方面，包括了自我观照信念的建立，如何在生活中看待自己、看待关系，看待生命中突发的危机与挑战。自我观照需要建立的信念包括：

- 关照自己不是自私的行为，而是一个准备的过程。
- 助人的过程同样是一个学习与自我成长的过程。
- 好奇并外化自己的状态和想法，不必急着贴标签。
- 在责怪自己的过程中，发现责怪背后的意图。
- 见证自己与其他助人者的意图和初衷。

共情疲劳

长期以来，学术界对于咨询师工作中的继发性创伤后应激障碍（secondary post traumatic stress disorder）有许多研究，指的是长期接触个案的痛苦与创伤的故事之后，咨询师被大量不幸的故事影响，而有二度造成创伤的可能，感觉无力疲累，甚至因身心症状影响了自己的生活，这称为共情疲劳（compassion fatigue）。这是很自然的现象，很难避免，所以咨询师时时观照自己，使自己能保持有能量、有弹性、有信心和有希望的身心状态，变得非常重要。

关照自己的方式有很多类型，每个人都可以根据自己的需要来安排。我多年来都建议大家从最基本的生活层面着手，也就是我常说的：吃饱、睡好、多喝水、休息好、定期休闲娱乐和运动，以及多去感受大自然。

自我观照的第一步就要从自己"面对他人的问题故事"中找到支线故事，所以专业上最好的自我观照是寻求有丰富实务经验而且能带来支持力量的督导，最好能够持续且定期地进行，尤其在学习咨询的初期。如果没有正式而定期的督导或进修机会，也可以与同行小组的伙伴彼此支持，互相聆听与关照。

叙事督导有个特别不同的思维，一方面陪伴咨询师在专业上面对来访者，另外一方面也希望可以关照到咨询师的自我认同。咨询师专业的自我认同、个人的自我成长，以及作为助人者的意图与初衷，在助人工作中都极为重要，也就是只有保证工作与生活的平衡，才能保证助人工作的质量。

自我观照的对话与行动

助人者自我观照的对话与行动，也就是贴近不同状态的自己，可以进行：

1. 生活和工作中的自我对话
- 好奇故事的发展脉络：如果没有正式的督导，可以通过同事小组或对自己工作录音和记录，好奇并聆听自己在生活和助人工作上经历的故事。
- 故事中的体悟与学习：在好奇与聆听的过程中，再次面对故事中的挑战与不易，看见故事带来的价值与意义，在生活与工作中寻找可能的支线故事。
- 跨越时空去感谢经历故事的自己：通过同事小组，以跨越时空的对话，互相见证并且感谢彼此在生活和工作中的努力。

2. 外化并且与身体对话
- 贴近聆听身体的感受：用写信的方式关心和问候身体的各种感受。
- 对身体感谢：以外化的精神对身体表达感谢，告诉身体对其未来的关照。

3. 探索放松和滋养的生命故事并予以丰富
- 探索放松和滋养自己的方法：用放松和滋养带来身心愉悦

与能量的方式有许多，尽量通过同事小组的交流寻找最适合自己的方法。
- 探索放松和滋养带来的支持力量：细心感受放松与滋养活动带来的变化，并且将其融入生活当中，成为身心的一部分。
- 探索家庭与工作的平衡：家庭与工作的平衡，是助人者在生活上往往会遇到的挑战，可以通过同事小组的对话，协助彼此找出最佳的平衡方式。

4. 同事小组的支持与见证
- 好奇与聆听彼此咨询与生活中的故事：建立去标签化、去病理化的对话空间。
- 陪伴彼此好好反思在咨询与生活中的困境：陪伴彼此比找到正确的答案。
- 见证彼此在咨询与生活中隐而未现的闪光点：协助积累彼此自我认同的再建构。

疫情中的自我观照

过去，咨询师的工作主要是以客观的态度去面对来访者，自己是个置身事外的、旁观的专业工作者，然而，全球新冠疫情的传播给咨询师带来了全新的挑战，也就是助人者也处于挑战的核心。如何做一个称职的助人者的同时还能够兼顾对自我，以及对自己家庭的照顾，这是全新的挑战。我们需要同时反思与好奇在疫情中的自己、家人在工作和生活中与求助者面临的同样挑战，这是一种很不一样的经验。

面对疫情的挑战，我们首先需要打开自己对疫情反思的对话空间：
- 疫情中我们到底经历了什么？

- 我们可以用什么不一样的方式和疫情相处？
- 我们可以如何在这个变化中安顿好自己？
- 我们可以如何关心支持家人、好友，甚至更多的人？
- 我们生命的核心在疫情中是否需要调整？
- 我们可以如何在疫情中经营和创造我们的生活？

疫情让我们看到了许多生活的变化，带来了多方面的学习机会，更激发了我们的生命力，这种带来生命力与潜力的挑战其实是难得的机会与生命体验。

面对疫情的挑战，双重故事的运用对于此期间的自我观照特别重要。每个人在疫情中都有双重的故事，叙事对双重故事的聆听与好奇包含两个层次：第一层故事是疫情如何影响我们，但第二层故事是我们可以如何在疫情中生存。

疫情不会终止我们的生活，那么如何在疫情的限制下继续努力生活？面对所有的不方便和麻烦，如何创造性地在疫情中经营生活，琢磨出新的生活方式、新的学习方式、新的工作方式？如何与家人找到安身立命的生活模式？大家一起找到生活的价值感，找到可以做出贡献的方向，也就会持续找到爱人和被爱的方式。

这是个学习接纳的时代，不要只关注我们缺乏什么，要更珍惜我们拥有的，一起在暂时无法改变的限制中品味和经营我们的生活。